Prof. Dr. Raja Atreya/Dr. Dirk Keiner

Chronisch entzündliche Darmerkrankungen
Krankheitsbild und Therapieoptionen

W0062013

Chronisch entzündliche Darmerkrankungen

Krankheitsbild und Therapieoptionen

von

Prof. Dr. Raja Atreya/Dr. Dirk Keiner

**Vorträge und Arbeitsunterlagen
der Fortbildungsveranstaltungen im Herbst 2017
in Würzburg, Nürnberg, München, Augsburg und Regensburg**

Schriftenreihe der Bayerischen Landesapothekerkammer Heft 95

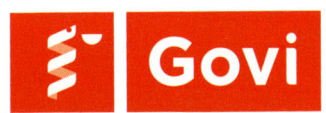

Bibliografische Information der Deutschen Nationalbibliothek

Die Deutsche Nationalbibliothek verzeichnet diese Publikation in der Deutschen National-
bibliografie; detaillierte bibliografische Daten sind im Internet über http://dnb.d-nb.de ab-
rufbar.

Wichtiger Hinweis

Medizin als Wissenschaft ist ständig im Fluss. Forschung und klinische Erfahrungen erweitern unsere Kenntnisse, insbesondere was Behandlung und medikamentöse Therapie anbe-
langt. Soweit in diesem Werk eine Dosierung oder eine Applikation erwähnt wird, darf der
Leser zwar darauf vertrauen, dass Autoren, Herausgeber und Verlag größte Mühe darauf
verwandt haben, dass diese Angabe genau dem Wissensstand bei Fertigstellung des Wer-
kes entspricht. Dennoch ist jeder Benutzer aufgefordert, die Beipackzettel der verwendeten
Präparate zu prüfen, um in eigener Verantwortung festzustellen, ob die dort gegebene Empfehlung für Dosierungen oder die Beachtung von Kontraindikationen gegenüber der Angabe
in diesem Buch abweichen. Das gilt besonders bei selten verwendeten oder neu auf den
Markt gebrachten Präparaten und bei denjenigen, die von zuständigen Behörden in ihrer
Anwendbarkeit eingeschränkt worden sind. Geschützte Handelsnamen (Warenzeichen) wurden nicht besonders kenntlich gemacht. Aus dem Fehlen eines solchen Hinweises kann also
nicht geschlossen werden, dass es sich um einen freien Warennamen handelt. Die erwähnten
Handelspräparate wurden lediglich beispielhaft bzw. aus didaktischen Überlegungen heraus
gewählt.

Produktbezeichnungen und Warenzeichen können warenzeichenrechtlich geschützt sein,
auch wenn ein Hinweis auf etwa bestehende Schutzrechte fehlt.

ISBN 978-3-7741-1370-1

© 2017 Govi (Imprint) in der
Avoxa – Mediengruppe Deutscher Apotheker GmbH, Apothekerhaus Eschborn,
Carl-Mannich-Straße 26, 65760 Eschborn
avoxa.de, govi.de

Herausgeber: Bayerische Landesapothekerkammer

Satz: Satz-Rechen-Zentrum, Berlin
Druck: Bosch Druck, Ergolding

Printed in Germany

Vorwort des Herausgebers

Chronisch entzündliche Darmerkrankungen (CED) betreffen in Deutschland ca. 400.000 Patienten. Die Ursachen für die beiden klinischen Erkrankungsbilder Colitis ulcerosa und Morbus Crohn reichen von der Genetik bis zum Mikrobiom und sind ebenso vielschichtig wie die Behandlung selbst. Abdominelle Schmerzen sind ein großes Problem und reduzieren stark die Lebensqualität der Patienten. Zudem kommt es durch Mikro- und Makronährstoffmangel zu Risiken, die der Apotheke bekannt sein müssen und die viel Beratung erfordern.

Prof. Atreya zeigt die Verteilungsmuster der CED auf. An klinischen Symptomen (intestinale und extraintestinale Manifestation) werden diagnostische Möglichkeiten und therapeutische Maßnahmen zugeordnet. Fallbeispiele geben Einblicke in den individuellen Nutzen der Maßnahmen (Ansprechraten) und der notwendigen Therapiemodifikationen mit Biologika.

Dr. Keiner wiederum beschreibt die pharmazeutischen Aspekte im Rahmen des Medikationsmanagements. Für die Arzneimitteltherapiesicherheit sind gerade bei der Behandlung der CED das Patientenalter, die unterschiedlichen Applikationswege der Arzneiformen sowie die Arzneikombinationen von großer Relevanz. Eine gute Adhärenz ist für die Remission der Erkrankungen besonders wichtig. Hochpotente Immunsuppressiva bedürfen aufgrund möglicher lebensbedrohlicher Nebenwirkungen einer engmaschigen Betreuung durch Arzt und Apotheke.

Thomas Benkert
Präsident der Bayerischen Landesapothekerkammer

Vorwort der Autoren

Die Inzidenz der chronisch entzündlichen Darmerkrankungen (CED) nehmen in unserer Gesellschaft weiter zu. Das Krankheitsbild der CED wird multifaktoriell bestimmt (Genetik, bakterielle Antigene, mukosale Immunologie, Umwelt). Wichtige Leitsymptome der schubweise verlaufenden chronischen Erkrankung sind Bauchschmerzen und Diarrhoen. Auch zahlreiche extra-intestinale Krankheitsausprägungen können auftreten. Damit wirkt sich die Erkrankung in einem hohen Maße negativ auf die gesundheitsbezogene Lebensqualität aus. Nach einer umfassenden Diagnostik steht die Auswahl der geeigneten Arzneimittel zum richtigen Zeitpunkt der Erkrankung. Eine gute Krankheitskontrolle wirkt sich positiv auf die Lebensqualität der Patienten aus.

Eine erfolgreiche Therapie hängt von vielen Faktoren ab. Die therapeutische Strategie wird von der Ausdehnung und Intensität der Entzündung, von Komorbiditäten, individuellen klinischen Risikofaktoren, dem Patientenalter, der Präferenz des Patienten und auch extra-intestinalen Manifestationen bestimmt. Der Arzneimittelnutzen der Wirkstoffe ist gut belegt und dennoch sind bestimmte Arzneimittelrisiken in der Anwendung zubeachten . Das Medikationsmanagement durch Arzt und Apotheker bei CED ist gekennzeichnet von einer hohen Individualität. Die Anwendung der Arzneimittel soll den Patienten langfristig in Remission halten sowie eine Progression der Erkrankung verhindern. Dabei gilt es nicht nur eine effektive Induktionstherapie einzuleiten, sondern auch eine entsprechende Effektivität der Remissionserhaltung zu gewährleisten. Wir haben die Grundsätze und die vielen Herausforderungen im Krankheitsmanagement umfassend dargestellt. Der Apotheker hat einen wichtigen Stellenwert bei der Therapiebegleitung, der Risikominimierung von Nebenwirkungen und der Kommunikation mit Patienten und Ärzten. Die Behandlung der CED ist das Paradebeispiel für eine individualisierte Therapie. Die Anwendung von Biologika ermöglicht schon heute eine verbesserte Krankheitskontrolle, und spiegelt die zunehmenden wissenschaftlichen Erkenntnisse hinsichtlich der Immunpathogenese der CED wider. Weitere vielversprechende Forschungsansätze und -ergebnisse mit neuen Substanzen mit hoher Effektivität, wenigen Nebenwirkungen und einfacherer Applikation (oral) werden die Therapievielfalt und damit die Strategie bereichern. Die Arzneimitteltherapiesicherheit wird auch bei den neuen Substanzen bestimmend sein, da es eine medikamentöse Heilung der CED bisher nicht gibt.

Raja Atreya und Dirk Keiner
Herbst 2017

Inhaltsverzeichnis

Vorwort des Herausgebers 5

Vorwort der Autoren 6

TEIL I
Therapie chronisch entzündlicher Darmerkrankungen 11

1. Definition und Epidemiologie 13
   1.1 Diagnostik 15
   1.2 Klinik 16
   1.3 Labor 18
   1.4 Endoskopie 19
   1.5 Bildgebende Verfahren 22

2. Therapie der CED 23
   2.1 Therapie der Colitis ulcerosa 25
        Remissionsinduktion 25
           Gering- bis mäßiggradige Entzündungsaktivität 25
           Schwere Entzündungsaktivität 26
           Remissionserhalt bei Colitis ulcerosa 28
   2.2 Therapie des Morbus Crohn 29
        Remissionsinduktion 29
           Ileozoekalbefall 29
           Colitis Crohn 29
           Befall des Dünndarms 29
           Befall des Ösophagus und Magens 30
        Vorgehen bei unzureichendem Ansprechen 30
        Fistulierender Morbus Crohn 31
        Remissionserhaltung 32
   2.3 Neue Therapieoptionen 32
   2.4 Biosimilars 33
   2.5 Karzinomrisiko und Überwachungskoloskopie 34

Literatur – Teil I 35

TEIL II
**Arzneimitteltherapiesicherheit bei der Behandlung chronisch
entzündlicher Darmerkrankungen (CED)**..43

1. Einleitung 45
   1.1 Kinder/Jugendliche mit CED..46
   1.2 Schwangere mit CED..48
   1.3 Stillen mit CED...51
   1.4 CED-Patienten über 60 Jahre..52

2. Managementherausforderungen für die Apotheke 54
   2.1 Allgemeine Handlungsempfehlungen für die Apotheke........................56
   2.2 Leitlinien...57

3. Medikamentöse Therapie – Rolle der Apotheke...............................59
   3.1 UV-Expositionsschutz...62
   3.2 AMTS beim Einsatz von Corticoiden..63
         Monitoring 66
         Interaktionen 66
   3.3 AMTS bei Einsatz der Aminosalicylate (Sulfasalazin, Mesalazin, Olsalazin)......67
         Nebenwirkungen..68
   3.4 AMTS bei Thiopurinen (Azathioprin, 6-Mercaptopurin)......................69
         Nebenwirkungen..69
         Monitoring 70
         Individualrezepturen für Kinder 71
   3.5 AMTS bei Methotrexat..72
         Nebenwirkungen..72
         Interaktionen 73
         Monitoring 74
   3.6 AMTS bei Calcineurinantagonisten...75
         Nebenwirkungen..75
         Tacrolimus 75
         Nebenwirkungen..76
         Monitoring bei Calcineurinantagonisten 76
   3.7 AMTS von Antibiotika bei CED 76
   3.8 AMTS bei rektaler Applikation 77
         AMTS-Hinweise für eine richtige Anwendung von Zäpfchen.............77
         AMTS-Hinweise für eine richtige Anwendung von Schäumen 78
         AMTS-Hinweise für eine richtige Anwendung von Klysmen...............78

4. Biologische Therapien (Biologika = Antikörper)..............................78
   4.1 AMTS bei TNF-alpha-Inhibitoren..80
         Dosierung der Antikörper 81
         Drug-Monitoring (TDM)..82
   4.2 AMTS bei Nicht-TNF-alpha-Inhibitoren...83
         Integrinantagonist 83
         Interleukin-12/23-Antikörper..85
   4.3 Patientenpass..85

5. AMTS von Colestyramin und Colesevelam bei CED 88
    Nebenwirkungen 90
    Interaktionen 90

6. Managementaspekte bei Anämie 90
  6.1 Orale Therapie 91
    Nebenwirkungen 92
    Interaktionen 92
  6.2 Parenterale Therapie 92
    Nebenwirkungen 92
    Monitoring 92

7. Managementaspekte zum Knochenschutz 93

8. Managementaspekt Rauchen 94

9. AMTS bei Einsatz Protonenpumpen-Inhibitoren 95

10. AMTS bei Schmerzmedikation 95

11. Managementaspekte der Ernährung und Supplementierung 96
    Grundsätzliche Ernährungshinweise bei CED 101

12. Ernährungstherapie 101
  12.1 Künstliche bilanzierte Ernährung 102
    Ausschließliche enterale Ernährungstherapie (EET) 103
    Handhabungsgrundsätze Trink- oder Sondennahrung 104
  12.2 Eliminationsdiät – FODMAP-Diät 105
  12.3 Vitamin D 107
  12.4 Probiotika 108

13. AMTS bei Cannabis 109

14. Managementaspekt Impfungen 109

15. Phytotherapie 110

16. AMTS bei diagnostischen Eingriffen 110

17. Apps 111

18. Ausblick 112

Literatur – Teil II 112

Stichwortverzeichnis 118

TEIL I
Therapie chronisch entzündlicher Darmerkrankungen

Prof. Dr. Raja Atreya

1. Definition und Epidemiologie

Morbus Crohn und Colitis ulcerosa sind die beiden Hauptentitäten der chronisch entzündlichen Darmerkrankungen (CED), welche die am häufigsten vermittelten immunologischen Erkrankungen auf dem Gebiet der Gastroenterologie darstellen. Diese zeichnen sich durch akute und chronische, in Schüben verlaufende Entzündungen der intestinalen Schleimhaut aus. Klinisch können bei den betroffenen Patienten abdominelle Schmerzen, Diarrhöen und insbesondere bei der Colitis ulcerosa auch mukosale Blutungen auftreten [1, 2]. Trotz dieser eindrücklichen klinischen Leitsymptome erfolgt die Diagnosestellung bei den betroffenen Patienten oftmals verspätet [3]. Da die beschriebenen Beschwerden relativ unspezifisch sind, müssen alternative Ursachen differentialdiagnostisch ausgeschlossen werden.

Die CED sind aber nicht nur auf den Darm beschränkte Erkrankungen, sondern es handelt sich um Systemerkrankungen, die sich unter anderem auch an den Augen, der Haut und den Gelenken manifestieren können. Auftreten und Aktivität dieser extraintestinalen Manifestationen sind sehr variabel und können unabhängig vom klinischen Verlauf der Grunderkrankung auftreten [4]. Die betroffenen Patienten sind weiterhin durch entzündungs-assoziierte Komplikationen wie Fisteln oder Stenosen sowie ein krankheitsbedingt signifikant erhöhtes Darmkrebsrisiko zusätzlich belastet [5,6]. Weiterhin konnte gezeigt werden, dass CED-Patienten ein höheres Risiko haben, eine immunmediierte Komorbidität (z. B. Asthma bronchiale, Psoriasis, Rheumatoide Arthritis, Hashimoto Thyreoiditis) aufzuweisen [7].

In Deutschland leiden etwa 320–400.000 Menschen an CED, auf Europa bezogen kann von ca. 2,5–3 Millionen betroffenen Patienten ausgegangen werden und die Inzidenz stieg insbesondere in den industrialisierten Ländern in den letzten Jahren weltweit weiter an [8]. Die Inzidenz des Morbus Crohn wurde in Westeuropa 2010 auf 6,3 und für Colitis ulcerosa auf 9,8 je 100.000 Einwohner geschätzt. In Osteuropa wurde hierzu eine Inzidenzrate von 3,3 für Morbus Crohn und 4,6 für Colitis ulcerosa pro 100.000 Einwohner angegeben [9]. Die Prävalenz der Erkrankungen in Europa wurde zuletzt auf 1:198 für Colitis ulcerosa und 1:310 für Morbus Crohn geschätzt [10]. Insgesamt ist eine weltweit unterschiedliche Inzidenz zu verzeichnen. Es ist ein häufigeres Auftreten der CED in Nordamerika und in Westeuropa verglichen mit Afrika oder Südamerika beschrieben. Hinsichtlich dieses Nord-Süd-Gefälles ist allerdings zuletzt ein Anstieg der Erkrankungen gerade in Asien festzustellen [8]. Trotz des insgesamt noch seltenen Auftretens ist ein dramatischer Anstieg der Inzidenz in den letzten Jahren zu verzeichnen, welcher zumindest einhergeht mit der zunehmenden Übernahme eines westlich geprägten Lebensstils. In Asien wurde eine Inzidenzrate von 0,54 für Morbus Crohn und 0,76 für Colitis ulcerosa je 100.000 Einwohner angegeben [11]. Die CED kann prinzipiell in jedem Lebensalter auftreten; das Hauptmanifestationsalter bei Colitis ulcerosa liegt bei den 16- bis 25-Jährigen [6], während bei Morbus Crohn ein medianes Erkrankungsalter von 33 Jahren angegeben wurde [5]. Somit beginnt für die meisten CED-Patienten die Erkrankung während der Berufsausbildung und dauert während des gesamten beruflichen Lebens an. Dies ist mit erheblichen direkten (Medikamentöse Therapien, Hospitalisierungen, Operationen) und indirekten Kosten (Arbeitsausfall) verbunden.

In den USA wurden die direkten medizinischen Kosten in 2014 mit 11–28 Milliarden US$ angegeben und indirekte Kosten von 1159–4136 US$ (Morbus Crohn) und 926–6583 US$ (Colitis ulcerosa) pro Patient pro Jahr angegeben. Die direkten Kosten wurden früher von Hospitalisierungen geprägt, während heutzutage 31–64 % der Kosten auf biologische Therapien entfallen [12–15]. Im Zusammenhang mit den CED werden in Deutschland schätzungsweise ca. 3–5 Milliarden € pro Jahr für die Versorgung der CED-Patienten aufgewendet [5, 6].

Der Morbus Crohn kann den gesamten Gastrointestinaltrakt vom Mund bis zum Anus betreffen. Er ist gekennzeichnet durch eine diskontinuierliche und transmural verlaufende Entzündung der Darmschleimhaut [1]. Die Colitis ulcerosa beschränkt sich hauptsächlich auf das Kolon, und nur in wenigen Fällen kann sich auch eine Entzündung des terminalen Ileums (»backwash ileitis«) entwickeln. Sie ist gekennzeichnet durch eine kontinuierliche Entzündung der Mukosa, welche vorwiegend vom Rektum aus eine variable Ausdehnung nach proximal zeigt [2]. Abhängig vom Befallsmuster, welches einen wesentlichen Einfluss auf die Therapieentscheidung hat, und beim Morbus Crohn noch zusätzlich vom Alter der Erstdiagnose und dem klinischen Bild ergänzt wird, werden die CED gemäß der Montreal-Klassifikation eingeteilt [16] (Tabelle 1).

Tab. 1: Montreal-Klassifikation

Colitis ulcerosa		
Einteilung	**Ausdehnung**	**Beschreibung**
E1	Proktitis	Limitiert auf das Rektum
E2	Linksseitencolitis	Befall bis zur linken Flexur
E3	Ausgedehnte Colitis	Ausdehnung über die linke Flexur hinaus
Morbus Crohn		
Alter bei Diagnosestellung	**Lokalisation des Befundes**	**Klinisches Bild**
A1: 16 Jahre oder jünger	L1: Terminales Ileum	B1: Nicht strikturierend, nicht penetrierend
A2: 17–40 Jahre	L2: Kolon	B2: Strikturierend
A3: Über 40 Jahre	L3: Ileokolon	B3: Penetrierend
	+L4: Oberer GI-Trakt	p: Perianaler Befall

Die exakte Ätiologie und Pathogenese der CED ist noch immer nicht vollständig aufgeklärt. Es wird von einer multifaktoriellen Genese ausgegangen, bei der eine genetische Suszeptibilität, verschiedene Umweltfaktoren und luminale Antigene zu einer fehlregulierten Aktivierung des mukosalen Immunsystems führen [17–20]. Aufgrund der noch immer nicht vollständig verstandenen Pathogenese der CED steht bislang kein kausaler oder kurativer Therapieansatz zur Verfügung. Das Ziel der etablierten Behandlungsstrategien besteht in erster Linie in der Induktion und dann Erhaltung einer steroid-freien Remission. Dazu stehen neben Aminosalizylaten, Steroiden und Immunsuppressiva auch biologische Therapieverfahren zur Verfügung, welche die überschießende Aktivierung des intestinalen Immunsystems zielgerichtet inhibieren. Diesbezüglich stellen die Vertreter der anti-TNF-Antikörper die erste zur Behandlung der Morbus Crohn zugelassene Substanzklasse der Biologika dar. Der chimäre anti-TNF-Antikörper Infliximab wurde dabei als erstes Biologikum 1999 zur Behandlung des Morbus Crohn und 2006 bei der Colitis ulcerosa zugelassen [21–23]. Nicht zuletzt aufgrund der Erfolgsgeschichte der therapeutischen TNF-Blockade kann davon ausgegangen werden, dass die Bedeutung und Anzahl biologischer Therapien in der Behandlung von CED-Patienten stetig zunehmen wird. Nachfolgend wurde 2014 auch ein anti-Adhäsionsmolekül-Antikörper (Vedolizumab) zur Therapie der CED [24, 25] sowie seit 2016 auch ein Antikörper gegen Interleukin 12/23 (Ustekinumab) zur Behandlung des Morbus Crohn zugelassen [26, 27]. Das Spektrum der therapeutischen Möglichkeiten wird deutlich zunehmen und die Auswahl der geeignetsten Therapie für den individuellen Patienten wird zukünftig die größte Herausforderung einer rationalen Behandlung darstellen.

1.1 Diagnostik

Die Diagnosestellung einer CED beruht nicht auf einer singulären Untersuchung, sondern ergibt sich aus der Zusammenschau von Anamnese und klinischer Untersuchung, welche durch zusätzliche endoskopische, histologische, radiologische, sonographische und laborchemische Untersuchungsbefunde ergänzt werden. Es gibt keine diagnostische Untersuchung, welche als Goldstandard zur Diagnostik der CED bezeichnet werden kann. Dementsprechend gibt es auch keinen einzelnen, für sich beweisenden Befund [5, 6].

Der klinische Verlauf und die Ausdehnung der Erkrankung ergeben ein heterogenes Bild mit starken Variationen hinsichtlich der Manifestationen der CED. Hieraus ergibt sich zwangsläufig die Notwendigkeit einer komplexen Diagnostik. Bei der Diagnosestellung sollten mögliche Differentialdiagnosen ausgeschlossen werden, welche unter anderen infektiöse Colitiden, Nahrungsmittelunverträglichkeiten, Nebenwirkung von Medikamenten (insbesondere Antibiotika, NSAR), maligne Erkrankungen und das Reizdarmsyndrom beinhalten (Tabelle 2). Es konnte gezeigt werden, dass die verzögerte Diagnosestellung mit einer erhöhten Frequenz an auftretenden Komplikationen assoziiert ist. So konnte beispielsweise eine signifikant höhere Inzidenz an Stenosen bei Morbus-Crohn-Patienten in Abhängigkeit von der Latenz der Diagnosestellung gezeigt werden [3]. Die rasche Etablierung der Diagnose, inklusive Ausdehnung und Schweregrad der Erkrankung ist daher eine dringende Notwendigkeit und ermöglicht eine optimale Therapiestrategie.

Tab. 2: Beachtenswerte Differentialdiagnosen bei CED

Differentialdiagnosen bei CED
Infektionen
Bakterien (Clostridium difficile, Campylobacter jejuni, enteroinvasive Escherichia coli, Mycobacterium tuberculosis, Salmonellen, Shigellen, Yersinia enterocolitica)
Viren (Adenovirus, Rotavirus, Zytomegalievirus, Herpes-simplex-Virus, HIV, Coxsackie)
Protozoen (Entamoeba histolytica, Giardia lamblia, Cryptosporidium, Nematoden)
Malignome
Karzinome, Lymphome
Entzündungen
Mikroskopische Colitiden, eosinophile Enterokolitis, Morbus Behcet, Divertikulitis
Medikamenten-induzierte Enterokolitis
Antibiotika, NSAR, Laxanzienabusus
Sonstige
Zoeliakie, Nahrungsmittelintoleranzen, Reizdarmsyndrom

1.2   Klinik

Die klinischen Symptome bei CED-Patienten können zwischen den Patienten erheblich variieren. Die CED treten meist in Schüben auf, und neben Phasen der beschwerdefreien klinischen Remission kommt es in unregelmäßigen Intervallen auch zu akuten Entzündungsschüben, deren Dauer und Intensität unterschiedlich sein können. Es gibt hierbei Patienten mit mildem Verlauf nach initial schwerem Schub, mit schubweise zunehmender Krankheitsaktivität, chronisch-rezidivierendem Verlauf und in schwerwiegenden Fällen kann es sogar zu einem chronisch-aktiven Verlauf mit anhaltender Beschwerdesymptomatik kommen [28].

Klinische Leitsymptome sind abhängig von der Lokalisation der Erkrankung und beinhalten häufig Diarrhöen, abdominale Schmerzen, Blähungen, Fieber, Gewichtsverlust, Müdigkeit, Symptome der Mangelernährung sowie Abgang von Blut und Schleim, welcher vornehmlich bei Colitis-ulcerosa-Patienten auftritt. Bei Kindern macht sich die Erkrankung häufig zusätzlich durch Gedeihstörungen bemerkbar [1, 2, 5, 6].

Die CED sind aber nicht nur auf den GI-Trakt beschränkt, sondern es handelt sich um Systemerkrankungen, die sich neben dem Darm unter anderem auch an den Gelenken (periphere Arthritis, axiale Arthritis), der Haut (Erythema nodosum, Pyoderma gangränosum), den Augen (Iritis, Uveitis, Episkleritis) und hepatobilliär (PSC) manifestieren können. Das Auftreten und die Aktivität dieser extraintestinalen Manifestationen können unabhängig vom klinischen Verlauf der Grunderkrankung sein und stellen oftmals die erstmalige klinische Symptomatik der CED dar. Extraintestinale Manifestationen werden bei über 1/3 aller CED-Patienten beschrieben, wobei Gelenkbeschwerden als häufigstes angegeben werden [4]. Dies sollte bei der Anamneseerhebung bedacht werden, da diese Beschwerden vom Patienten mitunter nicht mit der Krankheit in Zusammenhang gebracht werden. Hier sollte auch explizit nach möglichen perinealen Beschwerden gefragt werden. Auch seltenere Manifestationen an anderen Organsystemen sollten berücksichtigt werden (pulmonal, neurologisch). Weiterhin ist hier beachtenswert, dass bei CED-Patienten ein erhöhtes Auftreten an venösen thrombotischen (tiefe Venenthrombose, Lungenembolie) Ereignissen bekannt ist. Insgesamt wurde hier ein um 96 % erhöhtes Risiko bei CED-Patienten festgestellt. Das Risiko, ein thrombotisches Ereignis zu erleiden, korreliert dabei mit der Entzündungsaktivität beim Patienten [29] und verläuft insgesamt schwerwiegender als bei der Normalbevölkerung [30]. Die Erhöhung des Risikos für Thrombosen beruht auf einer Hyperkoagulabilität, Thrombozytose, erhöhten Gerinnungsfaktoren (Faktor V/VIII) und erniedrigten Protein C- und S-Spiegeln [31].

Bei der Erhebung der Anamnese sollte auch nach dem Raucherstatus gefragt werden. In vielfachen Studien konnte gezeigt werden, dass Rauchen insgesamt einen Risikofaktor für die Manifestation des Morbus Crohn darstellt. Hier zeigte sich sogar eine zusätzliche Verschlechterung der Erkrankung mit gesteigertem Konsum an Zigaretten (> 10 Stück pro Tag). Rauchende Patienten, insbesondere Frauen, haben einen komplizierteren Krankheitsverlauf (Stenose, Fisteln) und benötigen mehr Steroide, Immunsuppressiva und operative Eingriffe als Nicht-Raucher. Weiterhin konnte gezeigt werden, dass Raucher schlechter auf Therapien mit anti-TNF-Antikörpern ansprechen. Die Beendigung des Tabakrauchens ist mit einem verbesserten Krankheitsverlauf assoziiert und die langfristige Rezidivrate des Morbus Crohn konnte dadurch sogar halbiert werden. Insgesamt sollte Morbus-Crohn-Patienten daher dringlich zur Beendigung des Nikotinkonsums geraten werden [32]. Bei Colitis ulcerosa dagegen konnte ein protektiver Effekt auf die Entwicklung und den Schweregrad einer Colitis ulcerosa beobachtet werden. Hier war die Ausbreitung der Erkrankung limitierter und der Verlauf milder. Bei Patienten, welche das Rauchen beenden, ist ein erhöhtes Risiko für einen Schub und auch ein nachfolgend schwererer Verlauf beschrieben worden. Ehemalige Raucher, die wieder beginnen zu rauchen, scheinen einen milderen Verlauf der Erkrankung zu erleben [33, 34]. Insgesamt sollte man Colitis-ulcerosa-Patienten dennoch vom Rauchen abraten, da diese neben den bekannten Risiken zusätzlich sogar ein gesteigertes Risiko für ein Lungenkarzinom und für schwerwiegende Gefäßkrankheiten haben [35, 32].

Bei der Anamneseerhebung sollte auch auf die Einnahme von Medikamenten geachtet werden. Bei klinischen Beschwerden nach Antibiotikaeinnahme sollte auch auf Clostridium difficile im Stuhl zum Ausschluss einer pseudomembranösen Colitis getestet werden. Auch nach Diagnosestellung einer CED sollte bei Zeichen eines erneuten Schubes an eine Ko-Infektion mit C. difficile gedacht werden, da diese sogar mit einer erhöhten Mortalität einhergeht [36]. Auch auf die mögliche Einnahme von NSAR sollte geachtet werden, da hier differentialdiagnostisch nicht nur Kolopathien mit Befall von Ileum und Kolon auftreten können, sondern auch Exazerbationen der CED auftreten [37]. Patienten mit CED sollte daher generell von der Einnahme von NSAR abgeraten werden. Als alternative Analgetika stehen beispielsweise Paracetamol und Novaminsulfon zur Verfügung. In prospektiv randomisierten Studien konnte außerdem keine Exazerbation der CED nach Einnahme von COX-2-Hemmern nachgewiesen werden, obwohl es hierzu auch einige gegenteilige Fallberichte gibt [38,39].

1.3   Labor

Die Labordiagnostik umfasst vornehmlich folgende serologische Parameter: Blutbild, CRP-Wert, Nierenfunktion, Transaminasen und Cholestaseparameter. Des Weiteren sollten auch mögliche Mangelerscheinungen (Eisen, Vitamin B12, Folsäure, Vitamin D) überprüft werden.

Der CRP-Wert kann als allgemeiner Marker einer Entzündungsaktivität nicht eine CED von einer infektiös bedingten Erkrankung differenzieren. Bei Colitis ulcerosa korreliert der CRP-Wert nur schwach mit der klinischen Aktivität und ein negativer Wert schließt daher auch nicht eine aktive mukosale Entzündung aus. Bei Patienten mit positivem CRP-Wert kann dieser allerdings durchaus als Marker für die Krankheitsaktivität genutzt werden. Auch bei Morbus Crohn weist das CRP oftmals einen geringen negativ prädiktiven Wert auf und ein fehlender Anstieg des CRP schließt auch hier keinesfalls einen aktiven Morbus Crohn aus. Bei erhöhtem CRP-Wert ist zumindest eingeschränkt eine Korrelation mit der klinischen Erkrankungsaktivität festzustellen [40]. Oftmals ist bei Patienten mit aktiver Erkrankung eine Anämie und Thrombozytose als Zeichen der Entzündung feststellbar. Bei der Bestimmung des Eisenhaushaltes sollte die Bestimmung der Transferrinsättigung bzw. des löslichen Transferinrezeptors angestrebt werden, da das oftmals bestimmte Ferritin als Akut-Phaseprotein bei Entzündung erhöht ist und einen vorherrschenden Eisenmangel nicht adäquat widerspiegelt. Die Bestimmung von Autoantikörpern (z. B. ASCA, pANCA) kann nicht als Standardverfahren empfohlen werden [41].

Die quantitative Bestimmung fäkaler Entzündungsmarker wie Calprotektin oder Lactoferrin im Stuhl kann häufig eine intestinale Entzündung mit hoher Sensitivität nachweisen. Eine entsprechende Metaanalyse ergab für Erwachsene eine Sensitivität von 93 % (95 %-KI: 85–97 %) sowie Spezifität von 96 % (79–99 %) und für Kinder und Heranwachsende eine Sensitivität von 92 % (84–96 %) sowie Spezifität von 76 % (62–86 %) [42].

Diese gute Korrelation mit der klinischen und auch endoskopischen Entzündungsaktivität gilt insbesondere bei entzündlicher Beteiligung des Kolons. Bei reinem Dünndarmbefall bei M. Crohn besteht nur eine eingeschränkte Aussagekraft. In der klinischen Praxis wird die Bestimmung der fäkalen Neutrophilenmarker gerne zur nicht-invasiven longitudinalen Verlaufsdiagnostik eingesetzt [43, 44]. Neuere Daten zeigen auch einen Anstieg von Calprotektin bereits vor Auftreten einer dann nachfolgenden klinischen Symptomatik bei CED [45]. Rezidive können somit frühzeitig detektiert werden. In der Initialdiagnostik der CED werden die fäkalen Marker zur Abgrenzung von funktionellen Beschwerden gerne genutzt, da diese bei fehlender Entzündungsaktivität generell nicht erhöht sind. Der Einsatz in der Primärdiagnostik wird daher besonders im pädiatrischen Bereich genutzt [46]. Allerdings können auch die fäkalen Entzündungsmarker nicht die Ätiologie einer intestinalen Entzündung klären. Hier ist ebenfalls zu beachten, dass es auch zu einer Erhöhung der Marker bei tumorösen Erkrankungen oder nach Einnahme von NSAR kommt. Serielle Messungen werden daher empfohlen. Die Stuhldiagnostik wird auch im Rahmen der Erstdiagnostik verwendet, da hier eine intestinale Infektion (z. B. Campylobacter, E. coli, Salmonellen, Yersinien) ausgeschlossen werden. Auch bei schwerem Schub und therapierefraktären Verläufen sollte eine intestinale Infektion ausgeschlossen werden. Hier sollte, insbesondere bei steroidrefraktären Verläufen, auch das Vorliegen einer CMV-Colitis als Komorbidität ausgeschlossen werden. Dies erfolgt mittels immunhistochemischer Färbung der intestinalen Biopsie und PCR aus dem Blut [47].

1.4 Endoskopie

In der Erstdiagnostik gehört die Endoskopie zu den wichtigsten diagnostischen Maßnahmen. Die entsprechende Durchführung einer Ileokoloskopie ist hierbei unverzichtbar, da hier auch das terminale Ileum beurteilt wird und eine vervollständigte Aussage hinsichtlich der Ausdehnung der Erkrankung getätigt werden kann. Bei der Koloskopie sollten dabei Biopsien separat aus dem terminalen Ileum und allen Kolonabschnitten, inklusive des Rektums, genommen werden (Abbildung 1 und 2). Die nachfolgende histologische Begutachtung der Biopsien kann anhand entsprechender histomorphologischer Kriterien oft eine differentialdiagnostische Aussage tätigen [5,6]. Allerdings wird bei ca. 10 % der Patienten innerhalb der ersten 5 Jahre nach Diagnosestellung einer Entität der CED eine Änderung zu der anderen Entität getätigt, oder sogar die Diagnose einer CED insgesamt verworfen [48]. Daher sollte bei Zweifeln an der Diagnose oder unklarem Befund die endoskopische und histopathologische Bestätigung durch eine erneute Endoskopie mit Biopsieentnahme durchgeführt werden. Bei einer Subgruppe von Patienten ist es nicht möglich, eine exakte Zuordnung zu den Entitäten Colitis ulcerosa oder Morbus Crohn vorzunehmen. Hier wird die »indeterminierte Colitis« als Diagnosestellung verwendet [49]. Bei Diagnosestellung eines Morbus Crohn sollte zusätzlich eine Ösophagogastroduodenoskopie des oberen Gastrointestinaltrakts (Ösophagus,

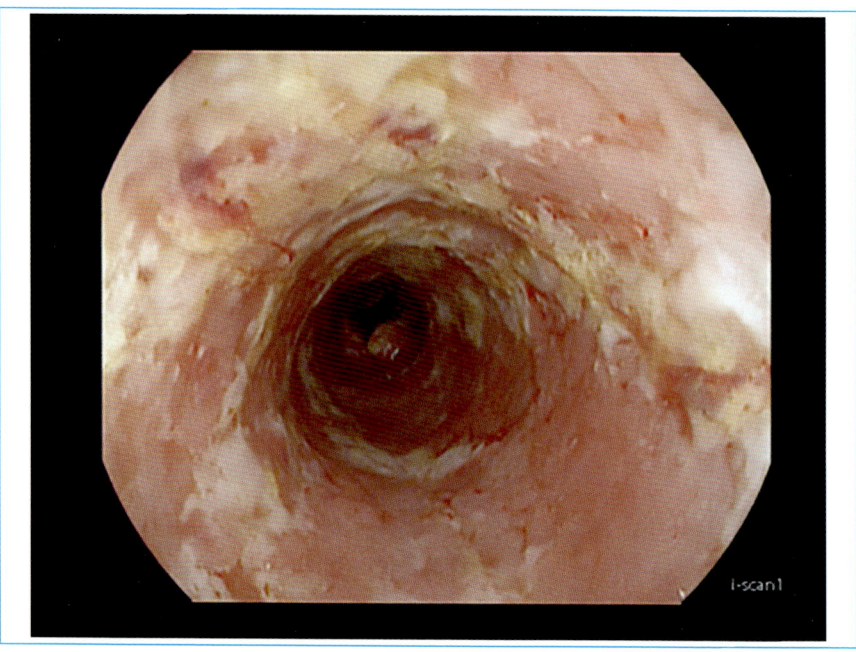

Abb. 1: Schwergradige Colitis ulcerosa

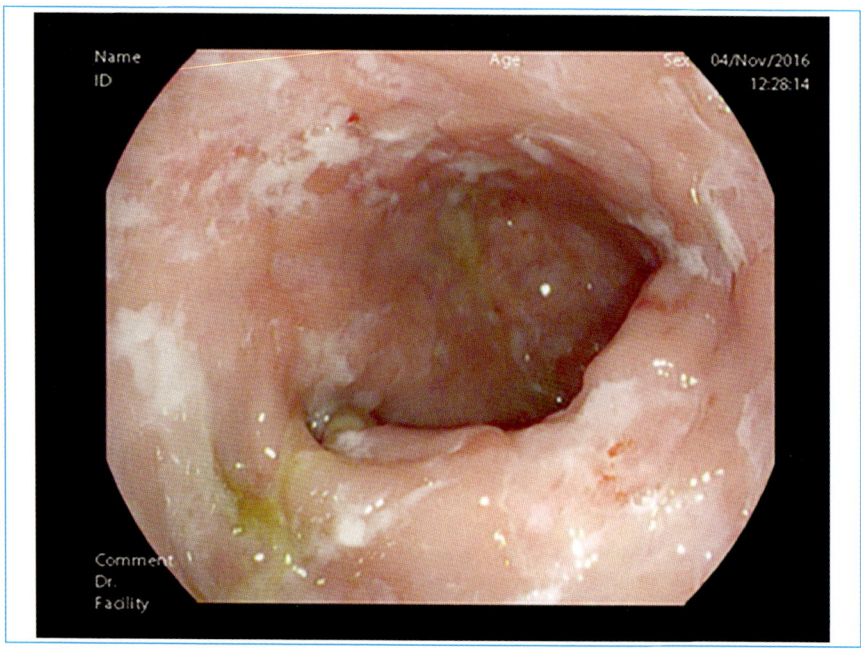

Abb. 2: Schwergradiger Morbus Crohn

Magen, Duodenum) durchgeführt werden. So kann das Befallsmuster des Morbus Crohn komplettiert werden. Insbesondere bei unklarem Befund kann bei Nachweis einer Magenbeteiligung oftmals die Diagnose eines Morbus Crohn gesichert werden. Eine Kapselendoskopie kann bei Verdacht auf einen Morbus Crohn mit reinem Dünndarmbefall zur Diagnosesicherung durchgeführt werden. Hierbei muss vorher allerdings das Vorliegen von Stenosen mittels radiologischer Diagnostik ausgeschlossen werden. Eine dann nachfolgende enteroskopische Untersuchung (Doppelballon-Endoskopie) kann dann zur Diagnosefindung mittels histologischer Scherung beitragen. Aufgrund der Invasivität der Untersuchung sollte die enteroskopische Untersuchung nur durchgeführt werden, wenn sich daraus eine therapeutische Konsequenz ergibt [50, 5].

In der Verlaufsdiagnostik sollte die Durchführung einer endoskopischen Diagnostik an eine spezifische Fragestellung mit möglichen therapeutischen Konsequenzen geknüpft sein. Mögliche Indikationen zur Durchführung einer Endoskopie beinhalten eine aktualisierte Einschätzung der entzündlichen Aktivität und Ausdehnung vor Therapieintensivierung oder -Deeskalation. Insbesondere bei Morbus Crohn ist oftmals eine Disparität zwischen klinischer Beschwerdesymptomatik und endoskopischer Entzündungsaktivität bekannt. Eine entsprechende Endoskopie ist daher hilfreich, um eine entzündliche Aktivität als Ursache für klinische Beschwerden zu sichern und nachfolgend eine Therapieintensivierung durchzuführen. Gleichzeitig kann die endoskopische Beurteilung vor möglicher Deeskalation einer bestehenden Therapie durchgeführt werden. Bei Morbus-Crohn-Patienten konnte gezeigt werden, dass beschwerdefreie Patienten ohne mukosale Entzündungsaktivität ein geringeres Rezidivrisiko haben als Patienten mit persistierender Entzündungsaktivität vor Beendigung einer anti-TNF Therapie [5, 6, 50, 51]. Weiterhin kann die Endoskopie auch zur Beurteilung des Therapieerfolges eingesetzt werden. Eine sogenannte mukosale Heilung stellt dabei das bestmögliche endoskopische Ergebnis einer Therapie dar. Als mukosale Heilung wird bei Morbus Crohn die komplette endoskopische Abwesenheit von Ulcera im gesamten Darm bezeichnet. Bei Colitis ulcerosa wird die mukosale Heilung vorwiegend als die Abwesenheit von Blut, Erosionen oder Ulzerationen sowie einer Verletzlichkeit der Darmschleimhaut bezeichnet. Es gibt zahlreiche Hinweise, dass eine sogenannte Mukosaheilung mit einem günstigeren klinischen Ausgang assoziiert ist. Es konnte eine positive Assoziation zwischen der Mukosaheilung und einer geringeren Notwendigkeit zu operativen Eingriffen und Kolektomien, dem Erreichen einer steroid-freien klinischen Remission, weniger Rezidiven, geringeren Raten an Hospitalisierungen und weniger Steroidgebrauch nachgewiesen werden [52–54]. Weiterhin wird die Endoskopie auch zur post-operativen Beurteilung der Anastomose und Festlegung des weiteren therapeutischen Procedere bei Morbus-Crohn-Patienten durchgeführt [50]. Auch therapeutische Interventionen (Dilatation von Stenosen, Resektion von umschriebenen intraepithelialen Neoplasien) können mittels Endoskopie durchgeführt werden. Des Weiteren werden Vorsorgekoloskopien bei langjähriger Colitis ulcerosa und bei Morbus Crohn mit Befall des Kolons gemäß den Vorgaben der europäischen und deutschen Leitlinie empfohlen. Abhängig von der individuellen Risikokonstellation werden 8 Jahre nach Diagnosestellung entsprechende Kontrollkoloskopien im Abstand von jeweils 1–4 Jahren empfohlen. Im Falle einer Proktitis sind diese nicht notwendig. Bei gleichzeitiger Manifestation einer primär sklerosierenden Cholangitis (PSC) werden ab dem Zeitpunkt der Diagnosestellung jährliche Koloskopien empfohlen [5, 6, 51, 52].

1.5   Bildgebende Verfahren

Bei den nicht-invasiven bildgebenden Verfahren nimmt die hochauflösende sonographische Diagnostik einen besonderen Stellenwert in der Diagnostik zur Lokalisation und Ausbreitung der Darmentzündung ein. Weiterhin ermöglicht sie die Beurteilung des Therapieansprechens auf initiierte Behandlungen im Verlauf der Erkrankung. Die Sonographie wird daher regelmäßig zur Verlaufsdiagnostik bei CED-Patienten eingesetzt. Weiterhin wird die Sonografie zum Ausschluss von Komplikationen wie Stenosen, Fisteln oder Abszessen eingesetzt. Die Verdickung der Darmwand, die aufgehobene Darmwandschichtung und vergrößerte Lymphknoten sind dabei die Zeichen einer akuten Entzündung. Mittels Duplexsonografie kann durch die Darstellung einer vermehrten Hyperperfusion ein zusätzliches Kriterium der akuten Darmentzündung aufgezeigt werden [55] (Abbildung 3).

Zur weiteren Diagnostik des Dünndarms steht die Magnetresonanztomographie (MRT)-Enterographie zur Verfügung. Diese wird auch zur Fistel- und Abszessdarstellung genutzt. Auch zur genaueren Beurteilung von Stenosen wird diese eingesetzt. Oftmals kann hier unterschieden werden, ob die Stenose eher entzünd-

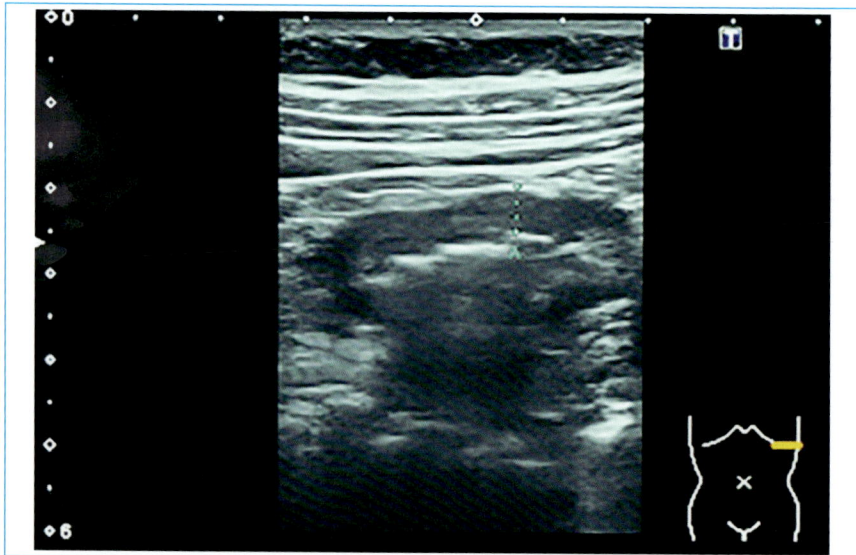

Abb. 3: Entzündung des Dickdarms in der Sonographie

lich oder fibrotisch bedingt ist. Gerade bei endoskopisch nicht passierbaren Stenosen kann auch eine Vermessung der Ausdehnung der Stenose vorgenommen werden. Das MRT sollte aufgrund der fehlenden Strahlenbelastung der Computertomographie (CT) vorgezogen werden. Die CT wird nur in Notfallsituationen (V. a. Perforation) und bei geplanten Interventionen (z. B. Abszessdrainage) verwendet [5, 6, 50, 51].

2. Therapie der CED

Grundlegendes Behandlungsziel in der medikamentösen Therapie von CED-Patienten ist die Induktion und dauerhafte Erhaltung einer steroidfreien Remission und Vermeidung von Erkrankungs- oder Therapiekomplikationen. Aufgrund des sehr unterschiedlichen natürlichen Verlaufs der Erkrankung besteht die Notwendigkeit, bei jedem einzelnen Patienten eine individualisierte Therapieentscheidung zu treffen. Diese wird in Abhängigkeit der Aktivität, der Ausbereitung und dem bisherigen Krankheitsverlauf der CED getroffen. Zusätzliche Einflussfaktoren stellen beispielsweise Komorbiditäten, extra-intestinale Manifestationen, Fisteln, vorangegangene Nebenwirkungen, das individuelle klinische Risikoprofil und die Präferenz des Patienten dar.

Zur Verfügung stehende Therapien beinhalten orale oder lokal applizierbare Mesalazin- oder Steroidderivate, Immunsuppressiva (Thiopurine, Methotrexat), Calcineurin-Inhibitoren (Cyclosporin A, Tacrolimus) und biologische Therapien (anti-TNF, anti-Adhäsionsmolekül und anti-Interleukin (IL)-12/Il-23 Antikörper) (Tabelle 3 und 4). Hier kann zukünftig die Zulassung weiterer Therapieoptionen erwartet werden.

Tab. 3: Medikamentöse Therapien bei Colitis ulcerosa

Colitis ulcerosa Therapien	
Substanz	**Dosierung**
Mesalazin	Induktion 0,5–1 g/Tag Suppositorien Erhaltung 0,5–1 g/Tag Suppositorien
Mesalazin	Induktion 1–4 g/Tag Klysma Erhaltung 1–4 g/Tag Klysma
Mesalazin	Induktion 3–4,8 g/Tag oral Erhaltung 1,5–2,4 g/Tag oral
E. coli Nissle	Induktion 2 × 100 mg/Tag oral Erhaltung 2 × 100 mg/Tag oral
Budesonid	Induktion 2 mg/Tag lokal
Budesonid MMX	Induktion 9 mg/Tag oral

Colitis ulcerosa Therapien	
Substanz	**Dosierung**
Prednisolon	Induktion 60 mg/ Tag oral bzw. 1 mg/kg/Tag oral bzw. max. 100 mg i.v.
Azathioprin	Erhaltung 2–2,5 mg/kg/Tag oral
6-Mercaptopurin	Erhaltung 1–1,5 mg/kg/Tag oral
Ciclosporin	Induktion 2 mg/kg/Tag i.v. Erhaltung 5 mg/kg/Tag oral*
Tacrolimus	Induktion 0,01–0,02 mg/kg i.v. oder 0,1–0,2 mg/kg oral Erhaltung 0,1–0,2 mg/kg oral**
Infliximab	Induktion 5 mg/kg i.v. Woche 0, 2, 6*** Erhaltung 5 mg/kg i.v. alle 8 Wochen****
Adalimumab	Induktion 160 s.c. Woche 0; 80 mg s.c. Woche 2 Erhaltung 40 mg s.c. alle 2 Wochen*****
Golimumab	Induktion 200 mg s.c Woche 0, 100 mg s.c. Woche 2 Erhaltung 50 mg (< 80 kg) bzw. 100 mg (> 80 kg) alle 4 Wochen
Vedolizumab	Induktion 300 mg i.v. Woche 0, 2, 6 Erhaltung 300 mg i.v. alle 8 Wochen******

* Zielspiegel 250–400 ng/ml ** Zielspiegel 4–8 ng/ml *** 10 mg/kg alternativ; **** Bei sekundärem Wirkverlust auch 5–10 mg/kg alle 4–8 Wochen; ***** Bei sekundärem Wirkverlust auch 40–80 mg alle 1–2 Wochen; ****** Bei sekundärem Wirkverlust auch 300 mg alle 4 Wochen.

Die medikamentöse Therapie beruht auf einer klinisch gesteuerten Stufenthera-pie, welche allerdings auch endoskopische Befunde berücksichtigen kann. Abhän-gig von der Intensität der Erkrankung kann auch eine frühzeitig intensivierte im-munsuppressive oder biologische Therapie indiziert sein. Entscheidend ist es bei Patienten mit unzureichendem Therapieansprechen, eine zügige Intensivierung der Therapie durchzuführen. Es bedarf daher einer engen Betreuung des Patienten, um eine möglichst optimierte Therapieeinstellung zu erreichen. Bei Versagen der me-dikamentösen Therapie oder bei Auftreten von konservativ nicht zu behandelnden Komplikationen ist eine operative Intervention indiziert. Diese kann bei kurzstrecki-gen Stenosen des Morbus Crohn sogar die primäre Therapie der Wahl darstellen. Weiterhin sollten auftretende Mangelzustände ausgeglichen werden (z. B. Eisen, Vitamin B12, Vitamin D). Ein weiteres prognostisch bedeutendes Therapieziel könnte die mukosale Abheilung darstellen, da eine fehlende mukosale Abheilung mit einem langfristig schlechteren Krankheitsverlauf assoziiert ist. Die nachfolgen-den Therapieempfehlungen basieren im Wesentlichen auf der nationalen (Deutsche Gesellschaft für Verdauungs- und Stoffwechselkrankheiten) und der europäischen Leitlinie (ECCO) zur Behandlung der jeweiligen Entität der CED [5, 6, 50, 51].

Tab. 4: Medikamentöse Therapien bei Morbus Crohn

Morbus Crohn Therapien	
Substanz	**Dosierung**
Sulfasalazin	Induktion 3-6 g/Tag oral
Mesalazin	4,5 g/Tag oral 3–4 g/Tag oral
Budesonid	Induktion 9 mg/Tag oral
Prednisolon	Induktion 60 mg/ Tag bzw. 1 mg/kg/Tag oral
Azathioprin	Erhaltung 2–2,5 mg/kg/Tag oral
6-Mercaptopurin	Erhaltung 1–1,5 mg/kg/Tag oral
Methotrexat	Induktion 25 mg/Woche s.c. Erhaltung 15 mg/Woche s.c.
Infliximab	Induktion 5 mg/kg i.v. Woche 0, 2, 6* Erhaltung 5 mg/kg i.v. alle 8 Wochen**
Adalimumab	Induktion 160 bzw. 80 mg s.c. Woche 0; 80 bzw. 40 mg s.c. Woche 2 Erhaltung 40 mg s.c. alle 2 Wochen***
Vedolizumab	Induktion 300 mg i.v. Woche 0, 2, 6 Erhaltung 300 mg i.v. alle 8 Wochen****
Ustekinumab	Induktion ~ 6 mg/kg i.v.***** Erhaltung 90 mg s.c. 8 Wochen nach Induktion, dann alle 12 Wochen

* 10 mg/kg i.v. alternativ; ** Bei sekundärem Wirkverlust auch 5–10 mg/kg i.v. alle 4–8 Wochen; *** Bei sekundärem Wirkverlust auch 40–80 mg s.c. alle 1–2 Wochen; **** Bei sekundärem Wirkverlust auch 300 mg i.v. alle 4 Wochen; ***** < 55 kg: 260 mg i.v., 55–85 kg: 390 mg i.v., > 85 kg: 520 mg i.v.; ****** Bei sekundärem Wirkverlust auch 90 mg alle 8 Wochen s.c.

2.1   Therapie der Colitis ulcerosa

Remissionsinduktion

Gering- bis mäßiggradige Entzündungsaktivität

Die Proktitis ulcerosa stellt eine auf das Rektum beschränkte mukosale Entzündung dar. Die Applikation eines 5-Aminosalizylat-5-ASA-Präparates als Suppositorium stellt hier aufgrund der günstigeren Freisetzung des Wirkstoffs das Mittel der ersten Wahl dar. Bei refraktärem Verlauf kann eine Kombinationstherapie zusammen mit oralen 5-ASA-Präparaten oder mit einer Lokalbehandlung durch Steroide durchgeführt werden (Klysmen, Schaumpräparate). Falls sich darunter keine Besserung zeigen sollte, ist eine systemische Steroid-Therapie indiziert.

Die linksseitige Colitis ulcerosa reicht bis maximal zur linken Flexur. Hier ist zunächst eine kombinierte Behandlung mit oral und lokal verabreichten 5-ASA-Präparaten durchzuführen, da die Kombinationstherapie der jeweiligen alleinigen Anwendung überlegen ist. Im Vergleich zu lokal applizierbaren Steroiden weisen lokal applizierbare 5-ASA Therapien eine höhere therapeutische Effektivität auf. Eine therapeutische Effektivität sollte sich innerhalb von 2 Wochen einstellen. Bei fehlendem Therapieerfolg kann vor dem Einsatz von systemischen Steroiden das topische Steroid Budesonid als orale Tablettenformulierung, welche eine verzögerte Freisetzung im Kolon bewirkt (MMX®), gegeben werden. Diese Formulierung von Budesonid ist für die Anwendung bei 5-ASA refraktären Verläufen zugelassen.

Bei einer ausgedehnten Colitis ulcerosa mit gering- bis mittelmäßigem Befall sollte initial ebenfalls eine Kombinationstherapie mit oralen und lokalen 5-ASA Präparaten erfolgen. Hier ist bei refraktären Verläufen eine systemische Steroid-Therapie durchzuführen. Ein deutliches Zeichen eines nicht ausreichenden Ansprechens auf die Therapie ist das Persistieren blutiger Stühle. Die Dauer und Form der Dosisreduktion richtet sich nach dem klinischen Ansprechen; eine vollständige Reduktion der Steroide sollte innerhalb von 8–12 Wochen erfolgen. Bei einem steroidabhängigen Verlauf, welches ein Rezidiv innerhalb des Ausschleichens oder innerhalb von 12 Wochen nach erfolgreicher Beendigung der Steroid-Medikation kennzeichnet, sollte eine Therapie mit Azathioprin oder 6-Mercaptopurin durchgeführt werden. Hier ist zu beachten, dass sich die klinische Wirksamkeit erst innerhalb von 2–3 Monaten einstellt. Bei refraktären Verläufen auf die Steroid-Therapie oder die Thiopurine stellen anti-TNF-Antikörper (Infliximab, Adalimumab, Golimumab) oder der anti-Adhäsionsmolekül-Antikörper Vedolizumab therapeutische Alternativen dar (Abbildung 4).

Schwere Entzündungsaktivität

Eine schwere Colitis ulcerosa stellt noch immer ein bedrohliches Krankheitsbild dar und sollte prinzipiell stationär und in enger interdisziplinärer Zusammenarbeit zwischen Gastroenterologen und Chirurgen behandelt werden. Die schwere Colitis ulcerosa zeigt Zeichen einer systemischen Krankheitsaktivität. Zur Einordnung werden hier die 1955 erstellten Truelove und Witts Kriterien verwandt (mehr als 6 blutige Durchfälle/d, Fieber mit einer mittleren Abendtemperatur von über 37,5° C oder einer Temperatur > 37,8° C an wenigstens 2 von 4 Tagen, Tachykardie mit einem Puls > 90/min, Anämie mit einem Hb-Wert < 75 % der Norm, BSG > 30 mm/h).

Die Standardtherapie besteht in der hoch dosierten Gabe von Steroiden, welche initial meist intravenös gegeben werden. Eine Besserung der Beschwerdesymptomatik sollte innerhalb von 3–5 Tagen nach Therapiebeginn zu beobachten sein und ist von wesentlicher Bedeutung für den weiteren Verlauf. Bei unzureichendem Ansprechen innerhalb dieses Zeitraumes konnte der anti-TNF-Antikörper Infliximab eine entsprechende klinische Wirksamkeit in Studien nachweisen. Dieser kann, unter Beachtung der erhöhten Nebenwirkungsrate, auch mit einem Thiopurin kombiniert

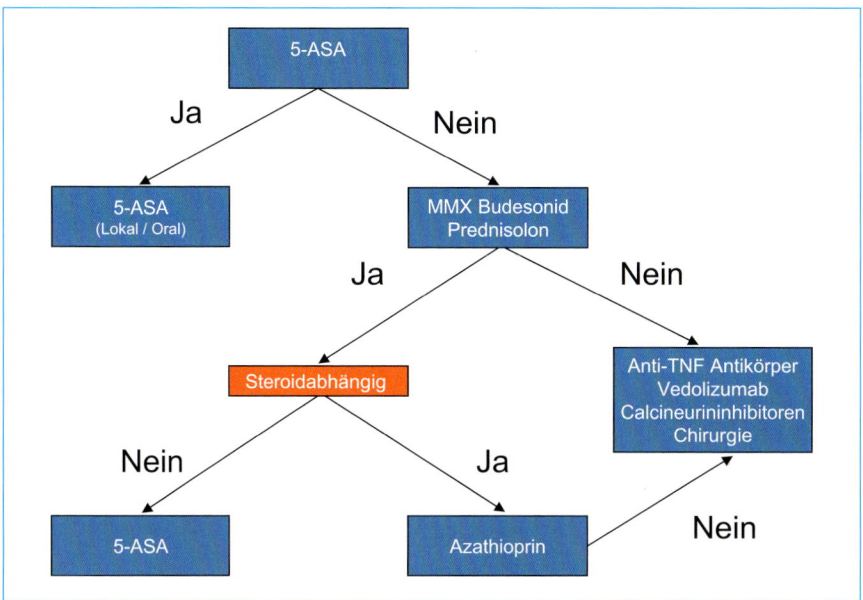

Abb. 4:   Therapiealgorithmus bei leichter bis mittelgradiger Colitis ulcerosa

werden. Es hat sich bei der Kombinationstherapie mit dem anti-TNF-Antikörper Infliximab und Azathioprin eine höhere Wirksamkeit gezeigt als bei der jeweiligen Monotherapie. Weiterhin stehen hier die Calcineurininhibitoren Cyclosporin A (CsA) oder Tacrolimus zur Verfügung. In einer Vergleichsstudie bei schwerer, steroidrefraktärer CU konnte kein therapeutischer Unterschied zwischen Infliximab und CsA aufgezeigt werden. Hier sollte eine Kombinationstherapie mit Azathioprin angestrebt werden, da die Monotherapie mit Calcineurininhibitoren keinen langfristigen Therapieerfolg erzielen können. Eine sequentielle Therapie mit anti-TNF-Antikörpern und einem Calcineurininhibitor bei therapierefraktärem Verlauf sollte vermieden oder nur mit äußerster Zurückhaltung erwogen werden, da hier ein erhöhtes Risiko deutlicher Nebenwirkungen besteht. Prinzipiell stünden hier auch andere anti-TNF-Antikörper und der anti-Adhäsionsmolekül-Antikörper Vedolizumab zur Verfügung, doch liegen hier keine Daten für eine Anwendung bei schwerer, steroidrefraktärer Colitis vor, daher sollte hier bei Entscheidung zur biologischen Therapie auf Infliximab zurückgegriffen werden. Bei allen Therapieentscheidungen ist es obligat, zu jedem Zeitpunkt auch eine chirurgische Therapiealternative (Proktokolektomie) in Betracht zu ziehen. Hierbei ist der stete und enge Austausch zwischen Gastroenterologen und Chirurgen bei der Betreuung des Patienten notwendig (Abbildung 5).

Neben therapierefraktären Verläufen stellen die Darmperforation, schwere Blutungen, ein toxisches Megakolon oder ein Kolonkarzinom eine absolute Operationsindikation dar. Hierbei wird eine subtotale Kolektomie mit Anlage eines passageren Ileostomas sowie nachfolgender Proktektomie und Anlage eines ilealen Pouches im Intervall durchgeführt (dreizeitiges Vorgehen). Im entzündungsfreien Intervall kann auch eine restaurative Proktokolektomie mit ileo-pouchanaler Anastomose und protektivem Ileostoma (zweizeitiges Vorgehen) durchgeführt werden. Dies stellt ein kuratives Verfahren bei Colitis-ulcerosa-Patienten dar. Allerdings kommt es bei der Hälfte der Patienten zu einer Entzündung des Pouch (Pouchitis), welche bei 5 % chronifiziert.

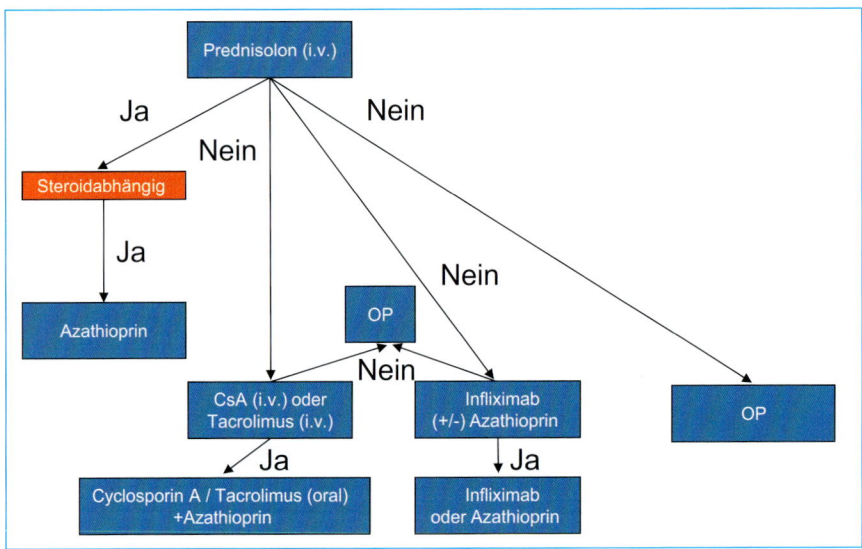

Abb. 5: Therapiealgorithmus bei schwerer Colitis ulcerosa

Remissionserhalt bei Colitis ulcerosa

Bei der Colitis ulcerosa empfiehlt sich, generell eine remissionserhaltende Therapie mit 5-ASA Präparaten durchzuführen. Die Applikationsroute richtet sich nach der Lokalisation der Erkrankung, doch werden meist orale 5-ASA-Präparate von den Patienten bevorzugt. Es empfiehlt sich, diese remissionserhaltende Therapie für mindestens 2 Jahre beizubehalten. Aufgrund eines möglichen zusätzlichen chemopräventiven Effekts wird die 5-ASA Therapie aber in der Regel auch darüber hinaus weitergeführt. Bei Unverträglichkeit von 5-ASA kann alternativ auf Escherichia coli Nissle zur Remissionserhaltung zurückgegriffen werden. Bei Steroid-abhängigem Verlauf ist eine immunsuppressive Therapie mit einem Thiopurin indiziert. Hierbei ist erneut der verzögerte Wirkungseintritt von 8–12 Wochen zu beachten. Nach erfolgreichem Einsatz eines Calcineurininhibitors würde man diesen nach ca. 6 Monaten absetzen und die parallel begonnene Therapie mit einem Thiopurin fortführen. Nach erfolgreichem Einsatz von anti-TNF-Antikörpern zur Induktion einer Remission können diese als remissionserhaltende Therapie fortgeführt werden. Bei erfolgreicher Behandlung mittels einer Kombinationstherapie aus anti-TNF-Antikörper und einem Thiopurin kann erwogen werden, eines der Medikamente im Verlauf abzusetzen. Nach erfolgreichem Einsatz von Vedolizumab zur Induktion einer Remission können diese als remissionserhaltende Therapie fortgeführt werden. Es gilt zu beachten, dass Kortikosteroide und deren Derivate keinen Stellenwert in der Erhaltung einer Remission bei Colitis ulcerosa haben. Auch eine niedriggradige Steroid-Therapie hat keinen remissionserhaltenen Effekt und ist mit einem erheblichen Nebenwirkungsprofil verbunden. Nach erfolgreicher Induktionsbehandlung mit Steroiden sollten diese stufenweise reduziert und dann beendet werden.

2.2 Therapie des Morbus Crohn

Remissionsinduktion

Ileozoekalbefall

Ein auf die Ileozoekalregion begrenzter M. Crohn mit leichter bis mäßiger Entzündungsaktivität sollte primär mit dem topisch wirksamen Steroid Budesonid behandelt werden. Aufgrund des raschen Abbaus in der Leber stellt Budesonid eine im Vergleich zu systemisch wirkenden Steroiden nebenwirkungsarme Alternative dar. Diese Therapie sollte für 3 Monate durchgeführt werden. Auch Budesonid sollte nicht als Erhaltungstherapie eingesetzt werden. Alternativ kann auch die Gabe eines 5-ASA-Präparates in höherer Dosierung (4,5 g/Tag) erwogen werden. Bei ausbleibendem therapeutischem Erfolg oder höherer Entzündungsaktivität ist eine systemische Steroid-Therapie indiziert.

Colitis Crohn

Bei Befall des Kolons im Rahmen des Morbus Crohn kann bei Patienten mit leichtgradiger Colitis Crohn initial Sulfasalazin oder systemisch wirksame Steroide eingesetzt werden. Aufgrund einer schlechten Verträglichkeit wird Sulfasalazin allerdings nur selten eingesetzt, kann aber bei gleichzeitig bestehender Arthritis einen Therapieversuch wert sein. Bei distalem Befall können begleitend lokal applizierbare 5-ASA oder Glukokortikoid-Präparate eingesetzt werden. Bei höherer Entzündungsaktivität ist eine systemische Steroidtherapie indiziert. Nach entsprechendem Ansprechen sollte diese schrittweise reduziert und dann beendet werden.

Befall des Dünndarms

Patienten mit ausgedehntem Befall des Dünndarms sollten primär mit systemischen Steroiden behandelt werden. Eine frühzeitige immunsuppressive (Thiopurine oder bei entsprechender Unverträglichkeit Methotrexat) oder biologische Therapie mit einem anti-TNF-Antikörper (Infliximab, Adalimumab) sollte bei diesen Patienten aufgrund der ungünstigen Prognose durchgeführt werden. Bei refraktärem Verlauf auf Immunsuppressiva oder anti-TNF-Antikörper kann auch Vedolizumab oder Ustekinumab eingesetzt werden.

Befall des Ösophagus und Magens

Bei Befall des oberen Ösophagus sollten primär systemische Glukokortikoide eingesetzt werden. Bei gastroduodenalem Befall sollten ebenfalls systemische Glukokortikoide in Kombination mit Protonenpumpeninhibitoren eingesetzt werden.

Vorgehen bei unzureichendem Ansprechen

Bei einem steroidrefraktären Verlauf sollten vor der Intensivierung der Therapie zunächst lokale Komplikationen (z. B. Abszesse) ausgeschlossen und eine aktive Entzündung als Ursache der Beschwerden sichergestellt werden (z. B. Ausschluss narbiger Stenosen).

Im Falle einer symptomatischen narbigen Stenose ist eine anti-entzündliche Therapie nicht mehr effektiv und dementsprechend sollte eine operative Intervention durchgeführt werden. Eine endoskopische Ballon-Dilatation von Stenosen ist nur bei kurzstreckigem Verlauf sinnvoll (Abbildung 6).

Bei steroidrefraktärem Morbus Crohn besteht die Indikation zur Behandlung mit einem Biologikum. Bei höherer Krankheitsaktivität im Rahmen des steroidrefraktären Verlaufs sollte der anti-TNF Therapie, ggf. auch in Kombination mit Thiopurinen, der Vorzug gegeben werden. Es konnte gezeigt werden, dass die Kombinationstherapie von Infliximab und Azathioprin der jeweils alleinigen Therapie überlegen ist. Vergleichbare Ergebnisse liegen auch für Adalimumab vor. Je nach Therapieerfolg und Vorgeschichte kann ein Absetzen eines der Medikamente im Verlauf erwogen werden, da eine Kombinationstherapie mit einer erhöhten Nebenwirkungsrate assoziiert ist. Bei hochaktivem Morbus Crohn mit refraktärem Verlauf stellen die anti-TNF-Antikörper daher die Therapie der Wahl dar. Ustekinumab kann in dieser Situation ebenfalls eingesetzt werden. Aufgrund eines günstigeren Nebenwirkungsprofils kann es auch in bestimmten Fällen alternativ zu anti-TNF-Antikörpern gegeben werden. Vedolizumab ist hier ebenfalls einsetzbar, doch ist hier die längere Zeit bis zur therapeutischen Effektivität zu beachten.

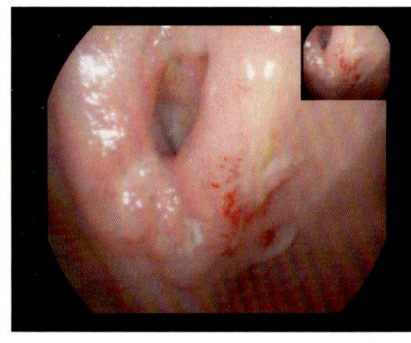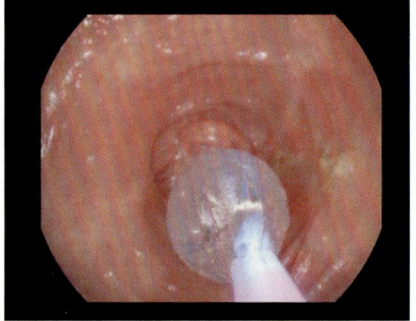

Abb. 6: Stenose im Ileum (links), Dilatation der Stenose (rechts)

Insgesamt stellen Ustekinumab und Vedolizumab eine Erweiterung der therapeutischen Möglichkeiten dar und können bei refraktärem Verlauf auf eine konventionelle Therapie oder einen anti-TNF-Antikörper eingesetzt werden. Bei einem steroidabhängigen Verlauf können Thiopurinderivate, Methotrexat oder eines der Biologika eingesetzt werden. Hier sollte beachtet werden, dass Methotrexat teratogen ist und nicht bei Patienten mit Kinderwunsch eingesetzt werden soll. Bei kurzstreckigem Befall der Ileozoekalregion sollte vor der medikamentösen Intensivierung der Therapie eine mögliche chirurgische Intervention als Alternative überprüft werden (Abbildung 7).

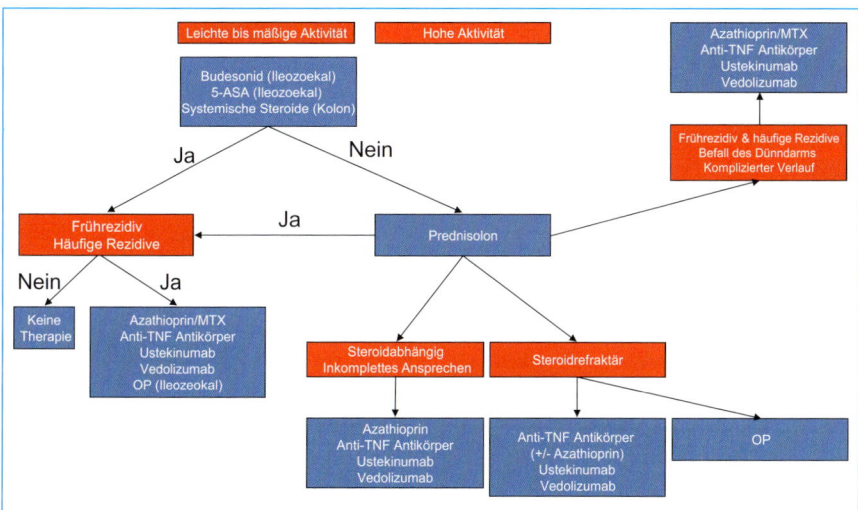

Abb. 7: Therapiealgorithmus bei Morbus Crohn

Fistulierender Morbus Crohn

Der fistulierende MC repräsentiert oft eine schwerwiegende Komplikation des Morbus Crohn und erfordert ein abgestimmtes Vorgehen zwischen Gastroenterologen und Chirurgen. Zunächst sollte das Vorliegen eines Abszesses ausgeschlossen bzw. eine ausreichende Drainage durchgeführt werden.

Enterovesikale und blind endende Fisteln im Retroperitoneum stellen eine absolute Operationsindikation dar. Bei interenterischen Fisteln sollte nur bei funktionellem Kurzdarmsyndrom operiert werden. Bei enterovaginalen, enterokutanen und perianalen Fisteln besteht eine relative Operationsindikation in Abhängigkeit von der Symptomatik. Bei perianalen Fisteln erfolgt die Fisteldrainage mittels Einlage einer Loop- oder Fadendrainage. Diese wird begleitet von medikamentösen Maßnahmen. Bei komplexen perianalen Fisteln sollte eine Therapie mit anti-TNF-Antikörpern angestrebt werden. Diese kann in Kombination mit Azathioprin oder auch einer begleitenden antibiotischen Therapie durchgeführt werden. Bei Ansprechen auf die anti-TNF Therapie sollte diese langfristig fortgesetzt werden, da neuere Daten ein hohes Rezidivrisiko nach Beendigung der Therapie zeigen. Bei komplexen perianalen Fisteln und therapierefraktärem Verlauf sollt die Anlage eines Deviationsstoma überdacht werden.

Remissionserhaltung

Generell besteht nicht bei jedem MC-Patienten die Indikation, eine remissionserhaltende Therapie einzuleiten. Dies ist vor allem bei Patienten mit kompliziertem Verlauf indiziert. Der bisherige Krankheitsverlauf und individuelle Risikofaktoren sind hier entscheidend. Bei Morbus-Crohn-Patienten mit inkomplettem Ansprechen auf Steroide, komplexem sowie steroidrefraktärem oder -abhängigem Krankheitsverlauf, bei Patienten mit Frührezidiv und bei Patienten mit erhöhtem Risiko für ein frühes postoperatives Rezidiv oder mehrfachen Operationen in der Vorgeschichte sowie bei mäßiger bis schwerer Krankheitsaktivität im Dünndarm ist eine frühzeitige intensivierte Therapie indiziert. Falls ein Schub erfolgreich mit einer biologischen Therapie behandelt werden konnte, sollte diese Therapie zur Remissionserhaltung fortgesetzt werden. Bei einem steroidabhängigen Verlauf, welches ein Rezidiv innerhalb des Ausschleichens oder 12 Wochen nach erfolgreicher Beendigung der Steroid-Medikation kennzeichnet, sollte eine Therapie mit Azathioprin oder 6-Mercaptopurin durchgeführt werden. Bei erfolgreichem Ansprechen sollte diese als remissionserhaltende Therapie fortgeführt werden. Diese Maßgabe gilt auch nach Initiierung einer erfolgreichen Methotrexat Therapie.

Bei Patienten unter kombinierter immunsuppressiver und biologischer Therapie sollte im Verlauf die Umstellung auf eine Monotherapie angestrebt werden, da es unter kombinierter Therapie zu einem erhöhten Risiko opportunistischer Infekte und eines Non-Hodgkin-Lymphoms kommt. Die notwendige Dauer einer remissionserhaltenden Therapie kann aktuell nicht definiert werden. Zahlreiche Daten zeigen, dass auch bei länger bestehender klinischer Remission nach Beendigung der Azathioprin oder anti-TNF Therapie ein erhöhtes Rezidivrisiko besteht.

Hinsichtlich der postoperativen Remissionserhaltung ist der individuelle Krankheitsverlauf von entscheidender Bedeutung. Diesbezüglich kann auch das Ergebnis einer ca. 6 Monate nach Operation durchgeführten Kontrollkoloskopie abgewartet werden. Abhängig von einem eventuell vorliegenden endoskopischen Rezidiv an der Anastomose wird dann die weitere postoperative Therapie festgelegt. Abhängig vom Krankheitsverlauf des Patienten und dem endoskopischen Rezidiv können prinzipiell 5-ASA Präparate, Metronidazol, Immunsuppressiva oder auch anti-TNF-Antikörper eingesetzt werden.

2.3   Neue Therapieoptionen

Bei einem gewissen Anteil der Patienten sind die beschriebenen Therapieoptionen allerdings erfolglos, da diese darauf nicht ansprechen oder einen rezidivierenden bzw. chronisch aktiven Krankheitsverlauf aufzeigen. Diese Patienten benötigen daher alternative Therapieoptionen. Durch ein verbessertes Verständnis der multifaktoriellen Immunpathogenese der Erkrankung konnten in den letzten Jahren zahlreiche neue Substanzen zur Behandlung entwickelt oder bereits zugelassen werden. Es ist somit in den letzten Jahren zu einer deutlichen Erweiterung der therapeutischen Möglichkeiten gekommen. Zeitnah werden neue Therapieoptionen aus dem Bereich der Integrinantagonisten, der Janus-Kinase-Inhibitoren und weiterer small molecules die therapeutischen Möglichkeiten erweitern [56–58]. Aus gesundheitsökonomischen Gründen wurden bereits die ersten Biosimilars zu anti-TNF-Antikörpern für die Anwendung bei CED zugelassen. Insgesamt ist die Erweiterung der therapeutischen Möglichkeiten begrüßenswert, allerdings muss die relative therapeutische Positionierung und Anwendung jeder Substanz innerhalb der Therapieschemata noch definiert werden. Entscheidend für die zukünftige Anwendung dieser Therapieoptionen wird neben der Effektivität und dem Sicherheitsprofil auch die Identifikation spezifischer Biomarker sein, welche eine zuverlässige Vorhersage des Therapieansprechens ermöglichen sollten. Ein individualisiertes Therapiekonzept, welches angestrebt werden sollte, könnte dabei zukünftig auf einer Kombination aus klinischen, serologischen, genetischen, molekularen oder endoskopischen (molekulare Bildgebung) Markern basieren [59]. Erst dadurch würde eine rationalere und effektivere Therapie der CED ermöglicht werden.

2.4 Biosimilars

Biosimilars entsprechen gemäß den Vorgaben der European Medicines Agency (EMA) einer Kopie eines bereits autorisierten, biotechnologisch hergestellten Arzneimittels, welches eine hohe Ähnlichkeit zu dem Originalpräparat ohne klinisch relevante Differenzen im Hinblick auf Qualität, Sicherheit und Wirksamkeit aufweist. Diese Äquivalenz muss in vergleichenden physikalisch-chemischen und klinischen Studien mit dem Referenzarzneimittel belegt werden [60].

Bei dem anti-TNF-Antikörper Infliximab lief 2015 als erstes der zur Behandlung der CED zugelassenen Biologika der Patentschutz ab, und nachfolgend wurden zahlreiche Biosimilares zugelassen (u. a. Remsima®, Inflectra®, Flixabi®). Vor der Zulassung müssen die Biosimilares in einer klinischen Prüfung einen Nachweis ihrer Effektivität und Unbedenklichkeit erbringen. Bei gleichem Wirkmechanismus muss dieser aber nicht für jede der Erkrankungen, für die der Referenz-Wirkstoff zugelassen ist, erfolgen. Hierbei wurde das Konzept der Extrapolation der Wirksamkeitsdaten des Infliximab-Biosimilare in kontrollierten Studien für die Indikationen rheumatoide Arthritis oder ankylosierende Spondylitis angewandt [61, 62]. Nach vergleichbarer Effektivität und Unbedenklichkeit im Vergleich zu Infliximab wurden die entsprechenden Zulassungen auch auf alle anderen Indikationen von Infliximab übertragen. Diese Studien wiesen auch auf eine vergleichbare Immunogenität hin. Aus regulatorischer Sicht war es für die Zulassung der Biosimilare daher nicht notwendig, für den Bereich der CED separate Studien durchzuführen.

Zahlreiche Beobachtungsstudien konnten eine ähnliche klinische Effektivität und vergleichbare Sicherheit der Infliximab-Biosimilares bei CED nachweisen [63, 64]. Die bisher relevantesten Daten konnten in einer landesweiten, regierungsfinanzierten norwegischen Studie zum Wechsel vom Original-Infliximab auf ein Biosimilar (CT-P13) erhoben werden. In der sogenannten NOR-SWITCH Studie, welche eine randomisierte, doppel-blinde, komparative Phase IV Studie darstellte, wurde eine fehlende Unterlegenheit (non-inferiority) des Infliximab-Biosimilar CT-P13 zu dem Infliximab Originator in Patienten, die seit mindestens 6 Monaten unter stabiler Infliximab-Therapie standen, untersucht. Es wurden insgesamt 482 Patienten mit Morbus Crohn (n = 155), Colitis ulcerosa (n = 93), Spondylarthritis (n = 91), Rheumatoider Arthritis (n=77), Psoriasis-Arthritis (n = 30) und chronischer Plaque-Psoriasis (n = 35) 1:1 randomisiert zur Fortführung mit Infliximab bzw. Wechsel auf das Infliximab-Biosimilar. Der primäre Endpunkt einer Verschlechterung der Krankheitsaktivität innerhalb von 52 Wochen wurde bei 26 % der Infliximab Originator und 30 % der CT-P13 behandelten Patienten erreicht (Risiko-Differenz von –4.,4 %, 95 % Konfidenzintervall von –12,7 % bis 3,9 %, innerhalb der vorher spezifizierten non-inferiority margin von 15 %). Es gab keine statistisch signifikante Differenz zwischen den beiden behandelten Gruppen hinsichtlich klinischer Remission, Sicherheit und Immunogenität. Allerdings war diese Studie nicht darauf ausgelegt, auch eine fehlende Unterlegenheit in den einzelnen untersuchten Indikationen zu analysieren, welches insbesondere in den CED-Entitäten noch benötigt wird. Die Studie hatte ebenfalls nicht genug Patienten eingeschlossen, um das Sicherheitsprofil des untersuchten Biosimilars ausreichend zu beurteilen [65].

Dennoch weist die Zusammenschau der bisher vorliegenden Daten darauf hin, dass die pharmaökonomisch begründete Anwendung von Infliximab-Biosimilars bei der Initiierung der Therapie und dem Wechsel von dem Referenzarzneimittel Infliximab auf das zugehörige Biosimilar möglich erscheint. Die Erfassung von therapeutischer Effektivität und Nebenwirkungen nach entsprechender Zulassung sollte hierzu zusätzliche Daten liefern [66].

2.5   Karzinomrisiko und Überwachungskoloskopie

Es konnte in zahlreichen Studien nachgewiesen werden, dass Patienten mit Colitis ulcerosa ein erhöhtes Risiko für die Manifestation eines kolorektalen Karzinoms aufweisen. Eine ältere Metaanalyse aus 2001 beschrieb ein kumulatives Karzinomrisiko von 2 % nach 10 Jahren, 8 % nach 20 Jahren und 18 % nach 30 Jahren [67]. In einer weiteren Metaanalyse wurde ein 2,4fach erhöhtes Risiko für ein kolorektales Karzinom bei Colitis ulcerosa Patienten beschrieben [68]. Neuere Daten weisen darauf hin, dass dieses Risiko abzunehmen scheint. Hier konnte zuletzt ein Risiko von 1 % nach 10 Jahren, 3 % nach 20 Jahren und 7 % nach 30 Jahren aufgezeigt werden [69]. Diese Entwicklung könnte möglicherweise durch die Zunahme an effektiven anti-entzündlichen Therapien bedingt sein oder auch durch eine verbesserte Anwendung von Überwachungsprogrammen. In mehreren Studien konnte gezeigt werden, dass die lange Dauer, ausgedehnte Ausbreitung und hochgradige Intensität der Entzündung, erstgradige Verwandtschaft mit kolorektalen Karzinom Patienten, Diagnose einer primär sklerosierenden Cholangitis (PSC), Strikturen und vorherige Diagnose einer Dysplasie zu den nachgewiesenen Risikofaktoren einer erhöhten Inzidenz des kolorektalen Karzinoms gehören. Patienten, bei denen einer dieser Risikofaktoren zutrifft, sollten ab dem 8. Jahr der Erkrankung jährlich eine Überwachungskoloskopie bekommen. Bei milder bis mäßiggradiger Colitis und Pseudopolypen sollte alle 2–3 Jahre die Überwachungskoloskopie durchgeführt werden, bei allen anderen Patienten ohne die genannten Risikofaktoren mindestens alle 4 Jahre. Überwachungskoloskopien zielen auf die Detektion von dysplastsichen Vorstufen des Karzinoms ab. Es empfiehlt sich, hier eine Chromoendoskopie mit gezielter Biopsieentnahme aus suspekt imponierenden Arealen durchzuführen. Die Chromoendoskopie (Einsatz von Spezialfarbstoffen bei einer Endoskopie) ist eine endoskopische Zusatzmethode zur Verbesserung der Diagnostik im Rahmen einer Koloskopie. Hier werden Farbstoffe (z. B. Methylenblau, Indigokarmin) während der Koloskopie auf die Darmschleimhaut gesprüht. Deren Einsatz dient vor allem der besseren Erkennung von bösartigen Veränderungen sowie deren Vorstufen. Auch bei Patienten mit Morbus Crohn ist ein erhöhtes Risiko für kolorektale, aber auch für Dünndarmadenokarzinome beschrieben. Die Risikofaktoren entsprechen jenen bei der Colitis ulcerosa. Aufgrund dieser Daten wird bei Befall des Kolons im Rahmen des Morbus Crohn eine der Colitis ulcerosa entsprechende Übernahme der Indikation zur Überwachungskoloskopie empfohlen. Aufgrund der Seltenheit eines Dünndarmkarzinoms gibt es keine spezifische Empfehlung für eine endoskopische Überwachung. Meist tritt das Dünndarmkarzinom im Ileum oder Jejunum auf [5, 6, 50, 51].

Literatur – Teil I

[1] Baumgart D. C. & Sandborn W. J. Crohn's disease. Lancet. 2012; 380:1590-1605.

[2] Danese S. & Fiocchi C. Ulcerative colitis. New Engl. J. Med. 2011; 365:1713-1725.

[3] Schoepfer AM, Dehlavi MA, Fournier N, Safroneeva E, Straumann A, Pittet V, Peyrin-Biroulet L, Michetti P, Rogler G, Vavricka SR; IBD Cohort Study Group. Diagnostic delay in Crohn's disease is associated with a complicated disease course and increased operation rate. Am J Gastroenterol. 2013; 108: 1744-53

[4] Ott C, Schölmerich J. Extraintestinal manifestations and complications in IBD. Nat Rev Gastroenterol Hepatol. 2013;10: 585-95.

[5] Preiß JC, Bokemeyer B, Buhr HJ, Dignaß A, Häuser W, Hartmann F, Herrlinger KR, Kaltz B, Kienle P, Kruis W, Kucharzik T, Langhorst J, Schreiber S, Siegmund B, Stallmach A, Stange EF, Stein J, Hoffmann JC. [Updated German clinical practice guideline on »Diagnosis and treatment of Crohn's disease« 2014]. Z Gastroenterol. 2014; 52: 1431-84.

[6]   Dignass A, Preiss JC, Aust DE, Autschbach F, Ballauff A, Barretton G, Bokemeyer B, Fichtner-Feigl S, Hagel S, Herrlinger KR, Jantschek G, Kroesen A, Kruis W, Kucharzik T, Langhorst J, Reinshagen M, Rogler G, Schleiermacher D, Schmidt C, Schreiber S, Schulze H, Stange E, Zeitz M, Hoffmann JC, Stallmach A. [Updated German guideline on diagnosis and treatment of ulcerative colitis, 2011]. Z Gastroenterol. 2011; 49: 1276-341.

[7]   Conway G, Velonias G, Andrews E, Garber JJ, Yajnik V, Ananthakrishnan AN. The impact of co-existing immune-mediated diseases on phenotype and outcomes in inflammatory bowel diseases. Aliment Pharmacol Ther. 2017; 45: 814-823.

[8]   Molodecky NA, Soon IS, Rabi DM, Ghali WA, Ferris M, Chernoff G, Benchimol EI, Panaccione R, Ghosh S, Barkema HW, Kaplan GG. Increasing incidence and prevalence of the inflammatory bowel diseases with time, based on systematic review. Gastroenterology. 2012; 142: 46-54.

[9]   Burisch J, Pedersen N, Čuković-Čavka S, Brinar M, Kaimakliotis I, Duricova D, Shonová O, Vind I, Avnstrøm S, Thorsgaard N, Andersen V, Krabbe S, Dahlerup JF, Salupere R, Nielsen KR, Olsen J, Manninen P, Collin P, Tsianos EV, Katsanos KH, Ladefoged K, Lakatos L, Björnsson E, Ragnarsson G, Bailey Y, Odes S, Schwartz D, Martinato M, Lupinacci G, Milla M, De Padova A, D'Incà R, Beltrami M, Kupcinskas L, Kiudelis G, Turcan S, Tighineanu O, Mihu I, Magro F, Barros LF, Goldis A, Lazar D, Belousova E, Nikulina I, Hernandez V, Martinez-Ares D, Almer S, Zhulina Y, Halfvarson J, Arebi N, Sebastian S, Lakatos PL, Langholz E, Munkholm P; EpiCom-group. East-West gradient in the incidence of inflammatory bowel disease in Europe: the ECCO-EpiCom inception cohort. Gut. 2014; 63: 588-97.

[10] Cleynen I, Boucher G, Jostins L, Schumm LP, Zeissig S, Ahmad T, Andersen V, Andrews JM, Annese V, Brand S, Brant SR, Cho JH, Daly MJ, Dubinsky M, Duerr RH, Ferguson LR, Franke A, Gearry RB, Goyette P, Hakonarson H, Halfvarson J, Hov JR, Huang H, Kennedy NA, Kupcinskas L, Lawrance IC, Lee JC, Satsangi J, Schreiber S, Théâtre E, van der Meulen-de Jong AE, Weersma RK, Wilson DC; International Inflammatory Bowel Disease Genetics Consortium, Parkes M, Vermeire S, Rioux JD, Mansfield J, Silverberg MS, Radford-Smith G, McGovern DP, Barrett JC, Lees CW. Inherited determinants of Crohn's disease and ulcerative colitis phenotypes: a genetic association study. Lancet. 2016; 387: 156-67.

[11] Ng SC, Zeng Z, Niewiadomski O, Tang W, Bell S, Kamm MA, Hu P, de Silva HJ,Niriella MA, Udara WS, Ong D, Ling KL, Ooi CJ, Hilmi I, Lee Goh K, Ouyang Q, Wang YF, Wu K, Wang X, Pisespongsa P, Manatsathit S, Aniwan S, Limsrivilai J, Gunawan J, Simadibrata M, Abdullah M, Tsang SW, Lo FH, Hui AJ, Chow CM, Yu HH, Li MF, Ng KK, Ching JY, Chan V, Wu JC, Chan FK, Chen M, Sung JJ; Asia-Pacific Crohn's and Colitis Epidemiology Study (ACCESS) Group. Early Course of Inflammatory Bowel Disease in a Population-Based Inception Cohort Study From 8 Countries in Asia and Australia. Gastroenterology. 2016; 150: 86-95.

[12] Burisch J, Jess T, Martinato M, Lakatos PL; ECCO -EpiCom. The burden of inflammatory bowel disease in Europe. J Crohns Colitis. 2013 May; 7(4): 322-37.

[13] Kawalec P. Indirect costs of inflammatory bowel diseases: Crohn's disease and ulcerative colitis. A systematic review. Arch Med Sci. 2016; 12: 295-302

[14] Odes S, Vardi H, Friger M, Wolters F, Russel MG, Riis L, Munkholm P, Politi P, Tsianos E, Clofent J, Vermeire S, Monteiro E, Mouzas I, Fornaciari G, Sijbrandij J, Limonard C,

Van Zeijl G, O'morain C, Moum B, Vatn M, Stockbrugger R; European Collaborative Study on Inflammatory Bowel Disease. Cost analysis and cost determinants in a European inflammatory bowel disease inception cohort with 10 years of follow-up evaluation. Gastroenterology. 2006; 131: 719-28.

[15] van der Valk ME, Mangen MJ, Leenders M, Dijkstra G, van Bodegraven AA, Fidder HH, de Jong DJ, Pierik M, van der Woude CJ, Romberg-Camps MJ, Clemens CH, Jansen JM, Mahmmod N, van de Meeberg PC, van der Meulen-de Jong AE, Ponsioen CY, Bolwerk CJ, Vermeijden JR, Siersema PD, van Oijen MG, Oldenburg B; COIN study group and the Dutch Initiative on Crohn and Colitis. Healthcare costs of inflammatory bowel disease have shifted from hospitalisation and surgery towards anti-TNFα therapy: results from the COIN study. Gut. 2014 Jan; 63(1): 72-9.

[16] Silverberg MS, Satsangi J, Ahmad T, Arnott ID, Bernstein CN, Brant SR, Caprilli R, Colombel JF, Gasche C, Geboes K, Jewell DP, Karban A, Loftus EV, Peña AS, Riddell RH, Sachar DB, Schreiber S, Steinhart AH, Targan SR, Vermeire S, Warren BF. Toward an integrated clinical, molecular and serological classification of inflammatory bowel disease: report of a Working Party of the 2005 Montreal World Congress of Gastroenterology. Can J Gastroenterol 2005; 19 (Suppl A): 5-36A

[17] Strober W, Fuss I, Mannon P. The fundamental basis of inflammatory bowel disease. J Clin Invest. 2007; 117: 514-21.

[18] Abraham C, Cho JH. Inflammatory bowel disease. N Engl J Med. 2009; 361: 2066-78.

[19] Knights D, Lassen KG, Xavier RJ. Advances in inflammatory bowel disease pathogenesis: linking host genetics and the microbiome. Gut. 2013; 62: 1505-10.

[20] Neurath MF. Cytokines in inflammatory bowel disease. Nat Rev Immunol. 2014; 14: 329-42.

[21] Targan SR, Hanauer SB, van Deventer SJ, Mayer L, Present DH, Braakman T, DeWoody KL, Schaible TF, Rutgeerts PJ. A short-term study of chimeric monoclonal antibody cA2 to tumor necrosis factor alpha for Crohn's disease. Crohn's Disease cA2 Study Group. N Engl J Med. 1997; 337: 1029-35.

[22] Rutgeerts P, Sandborn WJ, Feagan BG, Reinisch W, Olson A, Johanns J, Traver S, Rachmilewitz D, Hanauer SB, Lichtenstein GR, de Villiers WJ, Present D, Sands BE, Colombel JF. Infliximab for induction and maintenance therapy for ulcerative colitis. N Engl J Med. 2005; 353: 2462-76.

[23] Sandborn WJ, van Assche G, Reinisch W, Colombel JF, D'Haens G, Wolf DC, Kron M, Tighe MB, Lazar A, Thakkar RB. Adalimumab induces and maintains clinical remission in patients with moderate-to-severe ulcerative colitis. Gastroenterology. 2012; 142: 257-65.

[24] Feagan BG, Rutgeerts P, Sands BE, Hanauer S, Colombel JF, Sandborn WJ, Van Assche G, Axler J, Kim HJ, Danese S, Fox I, Milch C, Sankoh S, Wyant T, Xu J, Parikh A; GEMINI 1 Study Group. Vedolizumab as induction and maintenance therapy for ulcerative colitis. N Engl J Med. 2013; 369: 699-710.

[25] Sandborn WJ, Feagan BG, Rutgeerts P, Hanauer S, Colombel JF, Sands BE, Lukas M, Fedorak RN, Lee S, Bressler B, Fox I, Rosario M, Sankoh S, Xu J, Stephens K, Milch C, Parikh A; GEMINI 2 Study Group. Vedolizumab as induction and maintenance therapy for Crohn's disease. N Engl J Med. 2013; 369: 711-21.

[26] Sandborn WJ, Gasink C, Gao LL, Blank MA, Johanns J, Guzzo C, Sands BE, Hanauer SB, Targan S, Rutgeerts P, Ghosh S, de Villiers WJ, Panaccione R, Greenberg G, Schreiber S, Lichtiger S, Feagan BG; CERTIFI Study Group. Ustekinumab induction and maintenance therapy in refractory Crohn's disease. N Engl J Med. 2012; 367: 1519-28.

[27] Feagan BG, Sandborn WJ, Gasink C, Jacobstein D, Lang Y, Friedman JR, Blank MA, Johanns J, Gao LL, Miao Y, Adedokun OJ, Sands BE, Hanauer SB, Vermeire S, Targan S, Ghosh S, de Villiers WJ, Colombel JF, Tulassay Z, Seidler U, Salzberg BA, Desreumaux P, Lee SD, Loftus EV Jr, Dieleman LA, Katz S, Rutgeerts P; UNITI–IM-UNITI Study Group. Ustekinumab as Induction and Maintenance Therapy for Crohn's Disease. N Engl J Med. 2016; 375: 1946-1960.

[28] Solberg IC, Vatn MH, Høie O, Stray N, Sauar J, Jahnsen J, Moum B, Lygren I; IBSEN Study Group. Clinical course in Crohn's disease: results of a Norwegian population-based ten-year follow-up study. Clin Gastroenterol Hepatol. 2007; 5: 1430-8.

[29] Fumery M, Xiaocang C, Dauchet L, Gower-Rousseau C, Peyrin-Biroulet L, Colombel JF. Thromboembolic events and cardiovascular mortality in inflammatory bowel diseases: a meta-analysis of observational studies. J Crohns Colitis. 2014; 8: 469-79.

[30] Nguyen GC, Sam J. Rising prevalence of venous thromboembolism and its impact on mortality among hospitalized inflammatory bowel disease patients. Am J Gastroenterol. 2008 Sep; 103(9): 2272-80.

[31] Andersen N, Nynne T. World J Gastrointest Pathophysiol 2014; 15: 359-65.

[32] Lakatos PL, Szamosi T, Lakatos L. Smoking in inflammatory bowel diseases: good, bad or ugly? World J Gastroenterol. 2007; 13: 6134-9.

[33] Birrenbach T, Bocker U. Inflammatory bowel disease and smoking: a review of epidemiology, pathophysiology, and therapeutic implications. Inflamm Bowel Dis 2004; 10: 848–859

[34] Rudra T, Motley R, Rhodes J. Does smoking improve colitis? Scand J Gastroenterol Suppl 1989; 170: 61-63; discussion 66-68

[35] Beaugerie L, Massot N, Carbonnel F et al. Impact of cessation of smoking on the course of ulcerative colitis. Am J Gastroenterol 2001; 96: 2113–2116

[36] Ananthakrishnan AN, McGinley EL, Binion DG. Excess hospitalisation burden associated with Clostridium difficile in patients with inflammatory bowel disease. Gut 2008; 57: 205–210

[37] Takeuchi K, Smale S, Premchand P et al. Prevalence and mechanism of nonsteroidal anti-inflammatory drug-induced clinical relapse in patient with inflammatory bowel disease. Clin Gastroenterol Hepatol 2006; 4:196-202

[38] El MiedanyY, Youssef S, Ahmed I et al. The gastrointestinal safety and effect on disease activity of etoricoxib, a selective cox-2 inhibitor in inflammatory bowel diseases. Am J Gastroenterol 2006; 101: 311-317

[39] Sandborn WJ, Stenson WF, Brynskov J et al. Safety of celecoxib in patientswith ulcerative colitis in remission: a randomized, placebo controlled, pilot study. Clin Gastroenterol Hepatol 2006; 4: 203–211

[40] Vermeire S, Van Assche G, Rutgeerts P. C-reactive protein as a marker for inflammatory bowel disease. Inflamm Bowel Dis 2004; 10: 661-665

[41] Plevy S. Do serological markers and cytokines determine the indeterminate? J Clin Gastroenterol 2004; 38: S51–56

[42] van Rheenen PF, Van de Vijver E, Fidler V. Faecal calprotectin for screening of patients with suspected inflammatory bowel disease: diagnostic meta-analysis. BMJ 2010; 341: c3369

[43] Sipponen T, Savilahti E, Kolho KL et al. Crohn's disease activity assessed by fecal calprotectin and lactoferrin: correlation with Crohn's disease activity index and endoscopic findings. Inflamm Bowel Dis 2008; 14: 40–4638.

[44] Lin J.F. et al. Meta-analysis: fecal calprotectin for assessment of inflammatory bowel disease activity. Inflamm Bowel Dis 20, 1407-1415

[45] Mao R. et al. Fecal calprotectin in predicting relapse of inflammatory bowel diseases: a meta-analysis of prospective studies. Inflamm Bowel Dis 18, 1894-1899 (2012).

[46] Walkiewicz D. et al. Fecal calprotectin is useful in predicting disease relapse in pediatric inflammatory bowel disease. Inflamm Bowel Dis 2008; 14: 669-673

[47] Cottone M, Pietrosi G, Martorana G et al. Prevalence of cytomegalovirus infection in severe refractory ulcerative and Crohn's colitis. Am J Gastroenterol 2001; 96: 773-775

[48] Henriksen M. et al. Change of diagnosis during the first five years after onset of inflammatory bowel disease: results of a prospective follow-up study (the IBSEN Study). Scand J Gastroenterol 2006; 41:1037-1043.

[49] Price A.B. Overlap in the spectrum of non-specific inflammatory bowel disease-'colitis indeterminate'. 1978; J Clin Pathol 31: 567-577.

[50] Gomollón F, Dignass A, Annese V, Tilg H, Van Assche G, Lindsay JO, Peyrin-Biroulet L, Cullen GJ, Daperno M, Kucharzik T, Rieder F, Almer S, Armuzzi A, Harbord M, Langhorst J, Sans M, Chowers Y, Fiorino G, Juillerat P, Mantzaris GJ, Rizzello F, Vavricka S, Gionchetti P; ECCO. 3rd European Evidence-based Consensus on the Diagnosis and Management of Crohn's Disease 2016: Part 1: Diagnosis and Medical Management. J Crohns Colitis. 2017 Jan; 11(1): 3-25.

[51] Magro F, Gionchetti P, Eliakim R, Ardizzone S, Armuzzi A, Barreiro-de Acosta M, Burisch J, Gecse KB, Hart AL, Hindryckx P, Langner C, Limdi JK, Pellino G, Zagórowicz E, Raine T, Harbord M, Rieder F; European Crohn's and Colitis Organisation [ECCO]. Third European Evidence-based Consensus on Diagnosis and Management of Ulcerative Colitis. Part 1: Definitions, Diagnosis, Extra-intestinal Manifestations, Pregnancy, Cancer Surveillance, Surgery, and Ileo-anal Pouch Disorders. J Crohns Colitis. 2017 Jun 1; 11(6): 649-670.

[52] Neurath MF, Travis SP: Mucosal healing in inflammatory bowel diseases: a systematic review. Gut. 2012; 61: 1619-1635.

[53] Neurath MF: New targets for mucosal healing and therapy in inflammatory bowel diseases. Mucosal Immunol 2014; 7: 6-19.

[54] Pineton de Chambrun G, Peyrin-Biroulet L, Lemann M, Colombel JF: Clinical implications of mucosal healing for the management of IBD. Nat Rev Gastroenterol Hepatol 2010; 7: 15-29.

[55] Bozkurt T., Richter F. & Lux G. Ultrasonography as a primary diagnostic tool in patients with inflammatory disease and tumors of the small intestine and large bowel. J Clin Ultrasound 22, 85-91 (1994).

[56] Vermeire S, O'Byrne S, Keir M, Williams M, Lu TT, Mansfield JC, Lamb CA, Feagan BG, Panes J, Salas A, Baumgart DC, Schreiber S, Dotan I, Sandborn WJ, Tew GW, Luca D, Tang MT, Diehl L, Eastham-Anderson J, De Hertogh G, Perrier C, Egen JG, Kirby JA, van Assche G, Rutgeerts P. Etrolizumab as induction therapy for ulcerative colitis: a randomised, controlled, phase 2 trial. Lancet. 2014 Jul 26; 384(9940): 309-18.

[57] Sandborn WJ, Ghosh S, Panes J, Vranic I, Su C, Rousell S, Niezychowski W; Study A3921063 Investigators. Tofacitinib, an oral Janus kinase inhibitor, in active ulcerative colitis. N Engl J Med. 2012 Aug 16; 367(7): 616-24.

[58] Monteleone G, Neurath MF, Ardizzone S, Di Sabatino A, Fantini MC, Castiglione F, Scribano ML, Armuzzi A, Caprioli F, Sturniolo GC, Rogai F, Vecchi M, Atreya R, Bossa F, Onali S, Fichera M, Corazza GR, Biancone L, Savarino V, Pica R, Orlando A, Pallone F. Mongersen, an oral SMAD7 antisense oligonucleotide, and Crohn's disease. N Engl J Med. 2015 Mar 19; 372(12): 1104-13.

[59] Atreya R, Neumann H, Neufert C, Waldner MJ, Billmeier U, Zopf Y, Willma M, App C, Münster T, Kessler H, Maas S, Gebhardt B, Heimke-Brinck R, Reuter E, Dörje F, Rau TT, Uter W, Wang TD, Kiesslich R, Vieth M, Hannappel E, Neurath MF. In vivo imaging using fluorescent antibodies to tumor necrosis factor predicts therapeutic response in Crohn's disease. Nat Med. 2014 Mar; 20(3): 313-8.

[60] European Medicines Agency. Questions and answers on biosimilar medicines (similar biological medicinal products). European Medicines Agency [online]. http://www.ema.europa.eu/docs/en_GB/document_library/Medicine_QA/2009/12/WC50002 062.pdf (2012).

[61] Yoo DH, Hrycaj P, Miranda P, Ramiterre E, Piotrowski M, Shevchuk S, Kovalenko V, Prodanovic N, Abello-Banfi M, Gutierrez-Ureña S, Morales-Olazabal L, Tee M, Jimenez R, Zamani O, Lee SJ, Kim H, Park W, Müller-Ladner U. A randomised, double-blind, parallel-group study to demonstrate equivalence in efficacy and safety of CT-P13 compared with innovator infliximab when coadministered with methotrexate in patients with active rheumatoid arthritis: the PLANETRA study. Ann Rheum Dis. 2013 Oct; 72(10): 1613-20.

[62] Park W, Hrycaj P, Jeka S, Kovalenko V, Lysenko G, Miranda P, Mikazane H, Gutierrez-Ureña S, Lim M, Lee YA, Lee SJ, Kim H, Yoo DH, Braun J. A randomised, double-blind, multicentre, parallel-group, prospective study comparing the pharmacokinetics, safety, and efficacy of CT-P13 and innovator infliximab in patients with ankylosing spondylitis: the PLANETAS study. Ann Rheum Dis. 2013 Oct; 72(10): 1605-12.

[63] Gecse KB, Lovász BD, Farkas K, Banai J, Bene L, Gasztonyi B, Golovics PA, Kristóf T, Lakatos L, Csontos ÁA, Juhász M, Nagy F, Palatka K, Papp M, Patai Á, Lakner L, Salamon Á, Szamosi T, Szepes Z, Tóth GT, Vincze Á, Szalay B, Molnár T, Lakatos PL. Efficacy and Safety of the Biosimilar Infliximab CT-P13 Treatment in Inflammatory Bowel Diseases: A Prospective, Multicentre, Nationwide Cohort. J Crohns Colitis. 2016 Feb; 10(2): 133-40.

[64] Smits LJ, Derikx LA, de Jong DJ, Boshuizen RS, van Esch AA, Drenth JP, Hoentjen F. Clinical Outcomes Following a Switch from Remicade® to the Biosimilar CT-P13 in Inflammatory Bowel Disease Patients: A Prospective Observational Cohort Study. J Crohns Colitis. 2016 Apr 19.

[65] Jørgensen KK, Olsen IC, Goll GL, Lorentzen M, Bolstad N, Haavardsholm EA, Lundin KEA, Mørk C, Jahnsen J, Kvien TK; NOR-SWITCH study group. Switching from originator infliximab to biosimilar CT-P13 compared with maintained treatment with originator infliximab (NOR-SWITCH): a 52-week, randomised, double-blind, non-inferiority trial. Lancet. 2017 Jun 10; 389: 2304-2316.

[66] Siegmund B, Atreya R, Bokemeyer B, Kruis W, Mudter J, Sander C, Schreiber S, Reindl W, Zeissig S, Kucharzik T. [Biosimilars in inflammatory bowel disease]. Z Gastroenterol. 2016 Nov; 54(11): 1217-1222.

[67] Eaden J.A., Abrams K.R. & Mayberry J.F. The risk of colorectal cancer in ulcerative colitis: a meta-analysis. Gut 48, 526-535 (2001).

[68] Jess T., Rungoe C. & Peyrin-Biroulet L. Risk of colorectal cancer in patients with ulcerative colitis: a meta-analysis of population-based cohort studies. Clin Gastroenterol Hepatol 10, 639-645 (2012).

[69] Selinger C.P. et al. Long-term follow-up reveals low incidence of colorectal cancer, but frequent need for resection, among Australian patients with inflammatory bowel disease. Clin Gastroenterol Hepatol 12, 644-650 (2014).

TEIL II
Arzneimitteltherapiesicherheit bei der Behandlung chronisch entzündlicher Darmerkrankungen (CED)

Dr. Dirk Keiner

1. Einleitung

Chronisch-entzündliche Darmerkrankungen gewinnen derzeit an Aufmerksamkeit. Epidemiologische Studien zeigen eine Zunahme der Erkrankungsinzidenz. Die Erkrankungen treten meist schon im jungen Lebensalter zu Tage (ca. 25 % unter 18 Jahre). Zwischen den Geschlechtern zeigen sich verschiedene Erkrankungsunterschiede, die Auswirkungen auf die Therapie haben können. Bei Morbus Crohn erkranken Frauen häufiger als Männer (1,4:1). Die Colitis ulcerosa tritt häufiger bei Männern auf (Zelinkova & der Woude, 2014; Lesuis et al., 2012). MC-Patienten berichteten in den meisten Bereichen deutlichere Beeinträchtigungen als CU-Patienten, Frauen berichteten häufiger über Beeinträchtigungen als Männer. So konnten Untersuchungen auch Unterschiede in der Behandlung zeigen. Bei Männern werden Biologika häufiger eingesetzt (Lesuis et al., 2012).

Die Erweiterung der diagnostischen Verfahren und der Therapieoptionen durch neue pharmakologische Angriffspunkte (monoklonale Antikörper gegen TNF, Interleukin und Integrine) macht die Behandlung komplexer. Bei den betroffenen Patienten ist die gesundheitsbezogene Lebensqualität (körperliche Beeinträchtigung und psychische Schäden) deutlich verringert. Eine Patientenbefragung von TK-Versicherten (PROCED) ergab einen Zusammenhang in Abhängigkeit von der Krankheitsaktivität. Patienten in klinischer Remission beurteilen die **gesundheitsbezogene Lebensqualität** mittels EQ-VAS wesentlich besser als Patienten in einem akuten Krankheitsschub (siehe Abbildung 1) (Hueppe et al., 2014). Eine verminderte Lebensqualität führt zu zurückhaltender und ineffektiver Nutzung medizinischer Ressourcen (Vogelaar et al., 2009).

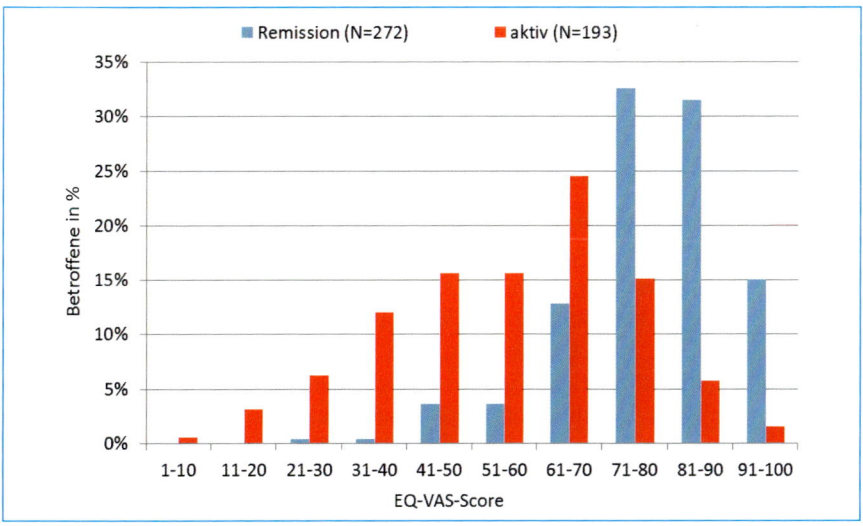

Abb. 1: Zusammenhang zwischen Lebensqualität und Krankheitsaktivität bei deutschen CED-Patienten mittels visueller Analogskala des EQ-5D Messinstrumentes (EQ-VAS-Score: 100 = bester denkbarer Gesundheitszustand, 0 = Tod) (Hueppe et al., 2014)

Schwere Erkrankungskomplikationen wie Stenose, Perforation oder Karzinomverdacht sind operativen Vorgehen vorbehalten. Gegenüber operativen Eingriffen und Medikamenten bestehen zahlreiche Ängste, die abgebaut werden müssen. Adhärenzdefizite nehmen mit der Therapiedauer zu und treten bei Frauen häufiger auf (Kane & Dixon, 2006; Fidder et al., 2013). Zahlreiche Risikofaktoren erhöhen das Infektionsrisiko bei CED-Patienten (siehe Tabelle 1). Dazu zählen auch immunsupressive Arzneistoffe.

Tab. 1: Risikofaktoren für infektiöse Komplikationen bei CED

Therapieunabhängig	Therapieabhängig
Chronisch-entzündliche Veränderungen (Morbus Crohn > Colitis ulcerosa)	Operationen
Mangelernährung	Immunsupressive Therapie: Corticoide (Dosis, Einnahmedauer) Azathioprin/6-Mecaptopurin
Begleiterkrankungen	Methotrexat Caclineurininhibitoren
Fortgeschrittenes Patientenalter (nachlassende Immunität)	TNF-alpha-Inhibitoren
Kinder (unreife Immunität)	

Viele Patienten sind sich nicht bewusst, dass es sich um eine Langzeitbehandlung handelt. Umso wichtiger ist die Krankheitsaufklärung auch durch die Apotheke.
Es gibt bislang keine Therapie, auf die alle Patienten komplett und dauerhaft ansprechen. Damit ist die CED-Behandlung eines der Paradebeispiele für die individualisierte Medizin. Mit der jeweiligen Therapie, aber auch der Therapiebegleitung wird die weitere Zukunft des Patienten beeinflusst.

1.1   Kinder/Jugendliche mit CED

Etwa jeder 4. CED-Patient ist ein Kind oder Jugendlicher. Die komplexe Barriere-Erkrankung der Darmschleimhaut kann ab der frühen Kindheit in jedem Altersabschnitt auftreten. Somit ergeben sich zahlreiche Herausforderungen für den Apotheker in der Therapiebegleitung auch in Abhängigkeit vom Patientenalter (siehe Abbildung 2). Zwischen dem 8. und 18. Lebensjahr sind Adhärenzprobleme mit der Therapie nicht selten. Zu einer niedrigeren Körpergröße tragen v. a. der Entzündungsprozess und die Mangelernährung bei. Zudem treten bei CED auch Krankheitssymptome außerhalb des Magen-Darm-Traktes auf. Diese sogenannten »extraintestinalen« Manifestationen belasten auch den jungen Patienten zusätzlich. Daher sind regelmäßige Kontrolluntersuchungen einzuhalten, um diesen Manifestationen schon frühzeitig begegnen zu können (Däbritz et al., 2017).

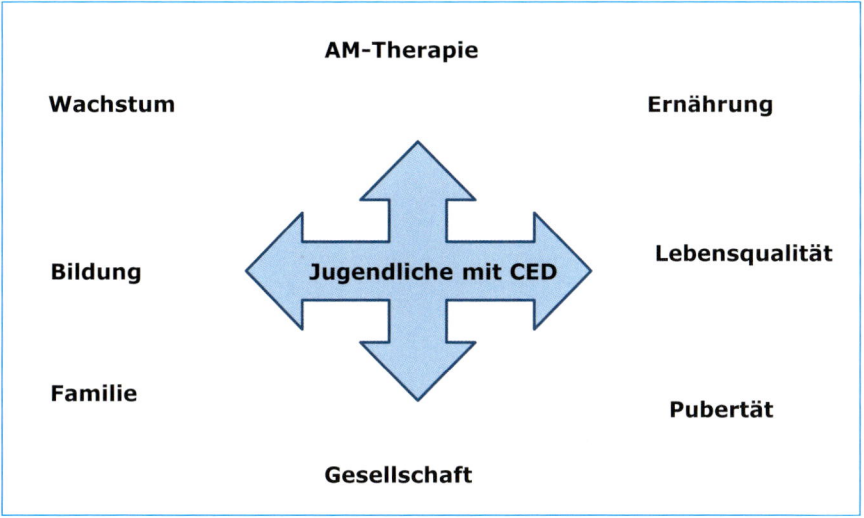

Abb. 2: CED (=IBD) Managementherausforderungen bei jungen Patienten (Bishop, Lemberg & Day, 2014)

Als wichtige prognostische und für die Therapieplanung entscheidende Charakteristika einer CED im Kindes- und Jugendalter gelten der Manifestationszeitpunkt und die Dokumentation des Verlaufes der Längen- und Gewichtsentwicklung. Bei spätem Diagnosezeitpunkt liegt häufig schon eine Wachstumsretardierung vor.

Die Therapie der CED muss schnell begonnen und konsequent, manchmal aggressiv und meist mit mehreren Therapiemethoden gleichzeitig (multimodal) erfolgen. An Nebenwirkungen der individualisierten Therapie mit Corticoiden, Immunsuppressiva und Biologika ist ebenfalls zu denken (Radke, 2015).

Kinder werden durch spezielle Kinder- und Jugendärzte für Magen-Darm-Erkrankungen (pädiatrische Gastroenterologen bzw. Kindergastroenterologen) betreut. Die deutschsprachigen Kindergastroenterologen haben sich in der Gesellschaft für Pädiatrische Gastroenterologie und Ernährung (GPGE) zusammengeschlossen. Vergleiche des Krankheitsbildes mit Erwachsenen zeigen, dass Jugendliche schwerere Erkrankungsformen zeigen (perianal: 33 % vs. 16 %, Pancolitis: 67 % vs. 39 %) und sich die Therapien damit auch unterscheiden (Immunsuppressiva: 53 % vs. 13 %; Biologika: 20 % vs. 8 %).

Einen guten Einblick in die Komplexizität der Diagnostik und Therapie bei Kindern liefert das Register CEDATA-GPGE. In Tabelle 2 sind die Erkrankungs- und Therapieformen von 1013 Kindern und Jugendlichen unter 18 Jahren dargestellt. Auffällig sind einerseits die bei Morbus Crohn sehr effektive ausschließliche enterale Ernährungstherapie für die Remission (Mittel der 1. Wahl), andererseits der breite Einsatz von Immunsupressiva (Buderus et al., 2015).

Tab. 2:   Therapie bei Kindern/Jugendlichen innerhalb von 3 Monaten nach Diagnose (Buderus et al., 2015)

Arzneimittel	MC (n = 658)	CU (n = 228)	CED-U (n = 67)
(Methyl-)Prednisolon	60.6 %	65.6 %	55.1 %
Budesonid (oral)	20.7 %	1.7 %	4.5 %
Mesalazin/Sulfasalazin	86.8 %	100 %	100 %
Ausschließliche Ernährungs-therapie (EET)	32.0 %	6.2 %	10.1 %
Infliximab	1.7 %	0.7 %	3 %
Methotrexat	0.5 %	0.3 %	0 %
Thiopurine	45.4 %	27.4 %	20.9 %
Probiotika	5.5 %	20.8 %	13.4 %
Antibiotika	18.1 %	9.7 %	19.4 %

MC: Morbus Crohn, CU: Colitis ulcerosa, CED-U: unklassifizierte chronisch entzündliche Darmerkrankung

Die Liste der jährlichen Kontrollen bei Jugendlichen mit CED ist lang: Blutbild, Leberchemie, Harnstoff, Kreatinin, Elektrolyte, Erythrozytensedimenation, CRP, Vitamin D, Vitamin B12, Folsäure, Eisen, Calcium, Magnesium, Phosphat, Knochendichte, Pubertätsstatus, Immunreview, Ernährungsreview, Psyche, Transitionsplanung (Bishop, Lemberg & Day, 2014).

Der Übergang (Transition) der jugendlichen Patienten hin zu der Erwachsenen-gastroenterologischen Arztpraxis sollte auch von der Apotheke begleitet werden. Verschiedene Managementaspekte wurden beschrieben und Messinstrumente entwickelt (Afzali & Wahbeh, 2017). Eine Checkliste für die Patienten und das medizinische Team gibt es von der Deutschen Crohn-Colitis-Vereinigung (DCCV). Daten aus Deutschland zeigen, dass mit dieser Transition Wünsche der »jungen« Patienten (18-20 Jahre) an die neue Arztbetreuung sehr unterschiedlich erfüllt werden und Defizite bestehen (Timmer et al., 2017).

1.2   Schwangere mit CED

Die Schwangerschaft sollte gut geplant und mit dem Frauenarzt sowie dem Gastroenterologen besprochen werden. Es ist auf eine ausreichende Zufuhr von Makro- und Mikronährstoffen zu achten. Dies gelingt mit einer ausgewogenen und gesunden Ernährung. Das Rauchen sollte eingestellt werden.

Was sollte vor der Konzeption abgesetzt werden? Auf jeden Fall muss drei Monate vor der Konzeption eine Methotrexat-Therapie beendet werden. Folsäure ist täglich bis zum Ende des ersten Schwangerschaftsdrittels einzunehmen. Die Fortführung monoklonaler Antikörper bei positivem Schwangerschaftstest sollte individuell mit der Patientin besprochen werden, hier ist insgesamt aber auf die dringende Notwendigkeit zur Erhaltung der Remission während der Schwangerschaft zu achten.

Der Verlauf der Schwangerschaft lässt sich nicht vorhersagen. Erfolgt die Zeugung in einer nicht aktiven Krankheitsphase, muss beim überwiegenden Teil der Schwangerschaften nicht zwingend mit einem neuen Schub gerechnet werden. Ist die Entzündung während der Empfängnis aktiv, erhöht sich die Wahrscheinlichkeit, dass es im Verlauf der Schwangerschaft zu keiner Verbesserung, sondern sogar eher zu einer Verschlechterung kommt (Tabelle 3).

Tab. 3: Einfluss der Schwangerschaft auf die Entzündungsaktivität in Abhängigkeit von der Konzeption und Erkrankungsphase (Dignaß, 2015)

Erkrankungsaspekt	Morbus Crohn	Colitis ulcerosa
Zeugung in der Remissionsphase		
Erhaltung der Remission	85 %	70 %
Eintreten eines Schubs ….	15 %	30 %
im 1. Trimenon	13 %	20 %
im 2. Trimenon	< 1 %	7 %
im 3. Trimenon	< 1 %	< 1 %
im Wochenbett	2 %	3 %
Zeugung während einer akuten Entzündungsphase		
Erreichen einer Remission	15 %	19 %
Verbesserung	20 %	18 %
Gleichbleibende Entzündungsaktivität	30 %	32 %
Verschlechterung	25 %	31 %
Verschlechterung im Wochenbett	10 %	kommt auch vor

Schwangere mit CED scheinen einer nordamerikanischen Studie zufolge ein höheres Risiko für venöse Thromboembolien zu haben. Diese traten bei 1,5 % der Crohn- und bei 2,1 % der Colitis-Patientinnen auf, während in der Kontrollgruppe thromboembolische Ereignisse nur bei 0,2 % vorkamen. Die Rate an Frühgeburten war in IBD Schwangerschaften höher, ebenso die Anzahl an Krankenhausaufenthalten sowie an operativen Entbindungen. Abhängig von der Krankheitsaktivität ist ein niedrigeres Geburtsgewicht bei den Neugeborenen von Müttern mit IBD beschrieben.

Im Allgemeinen gilt, dass eine effektive Krankheitskontrolle mit niedriger Krankheitsaktivität eine wichtige Voraussetzung für einen ungestörten Schwangerschaftsverlauf darstellt. Der Hauptgrund für eine schlechte Adhärenz in der Schwangerschaft ist die Angst vor fetalen Arzneimittelnebenwirkungen (van de Woude et al., 2015).

Bei den meisten Arzneimitteln gegen CED sind die Nutzen höher als die Risiken (siehe Tabelle 4). Eine Kontraindikation besteht nur bei MTX (Saha & Wald, 2012). Immunglobulin überwinden durch aktiven Transport die Plazenta über Bindung des Fc-Anteiles an den neonatalen Fc-Rezeptor (siehe Abbildung 3). Der plazentare Transfer beginnt nahe der 20. Schwangerschaftswoche und erreicht um die 37. SSW sein Maximum. Somit gibt es bei den Biologika durch die Antikörperstruktur zwar Unterschiede in der Passage der Plazentaschranke, nicht jedoch bei den derzeit zugelassenen Wirkstoffen (Certolizumab ist in Deutschland nicht für CED zugelassen) (Förger, 2011). Für Infliximab und Adalimumab liegen zahlreiche Fallserien zu Blutspiegeln bei Neugeborenen vor (Leung et al., 2014).

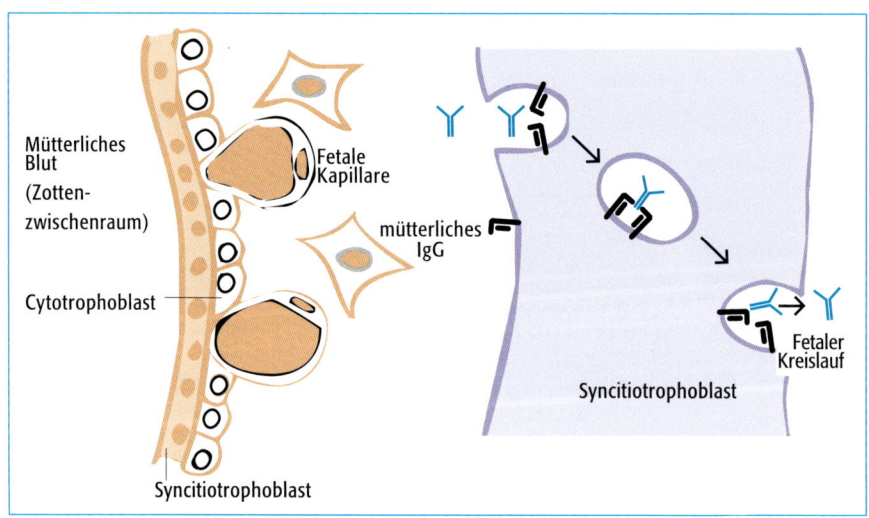

Abb. 3:   Plazentarer aktiver Transport von monoklonalen Antikörpern (Leung et al., 2014)

Muss eine systemische Behandlung mit Corticosteroiden erfolgen, dann sind Prednison und Prednisolon Mittel der 1. Wahl. Diese werden durch die 11β-Hydroxylase in der Plazenta weitgehend inaktiviert, so dass nur 10 bis 15 Prozent der Dosis den Fötus erreichen. Trotzdem sollte man auch nach der vulnerablen Phase die Dosis so niedrig wie möglich halten, um fetale Wachstumsverzögerungen sowie einem vorzeitigen Blasensprung unter anderem durch vaginale Infekte vorzubeugen.

Die Prednison-Dosis sollte entsprechend der Krankheitsaktivität gewählt werden. Hier sollte eine Dosierung zur raschen Krankheitskontrolle gewählt werden. Im ersten Trimenon sollte auf ein möglicherweise leicht erhöhtes Risiko für eine Kiefer-Gaumenspalte im Rahmen der Steroid-Therapie geachtet werden. Budesonid ist nach oraler oder rektaler Applikation sehr gering systemisch bioverfügbar (10 %) und hat daher im Vergleich zu den klassischen Corticoiden weniger Nebenwirkungen (z. B. Diabetes, Haut, Knochen, Hypertonie), aber auch weniger Effektivität in der Remissionsinduktion. Teratogene Effekte werden nicht erwartet.

Tab. 4: AMTS in der Schwangerschaft

FDA-Einteilung	Evidenz	CED-Wirkstoffe
A	Kontrollierte Studien zeigten kein erhöhtes Risiko	
B	Tierstudien haben kein fetales Risiko gezeigt, Daten bei Menschen liegen aber keine vor; oder: Tierstudien lassen auf ein Risiko schließen, welches aber bei Menschen in kontrollierten Studien nicht nachweisbar war	Colestyramin Mesalazin Sulfasalazin (mit 2 mg Folsäure) Budesonid Metronidazol* TNF-alpha-Inhibitoren Vedolizumab Ustekinumab Esomeprazol, Pantoprazol
C	Es gibt keine kontrollierten Studien beim Menschen und Tierstudien haben unerwünschte Effekte gezeigt; oder: keine Studien bei Mensch und Tier	Ciprofloxacin* Ciclosporin Tacrolimus Prednison Olsalazin (Absetzen im 1. Trimenon und in den letzten 2–4 Wochen der SS) Omeprazol
D	Evidenz für fetales Risiko	Azathioprin Mercaptopurin
X	Fetale Abnormitäten nachgewiesen, Medikament ist kontraindiziert	MTX (3 Monate vorher absetzen)

* im 1. Trimenon vermeiden

1.3 Stillen mit CED

In den meisten Fällen ist Stillen bei Müttern mit CED kein Problem. Wichtige Hinweise zu Risiken von Arzneistoffen finden sich auch in der Embryotox-Datenbank (www.embryotox.de). Eine Risikoeinschätzung zur Verwendung in der Stillzeit gibt Tabelle 5.

Monoklonale Antikörper gehen in geringen Mengen in die Muttermilch über. Gemäß Fachinformation dürfen Frauen nach der letzten Gabe von Adalimumab 5 Monate nicht stillen. Bei Golimumab werden 6 Monate empfohlen. Bei Vedolizumab und Ustekinumabn fehlen aktuell ausreichende Daten hinsichtlich des Stillens. Selbst bei einem positiven Nachweis der Antikörper in der Muttermilch ist durch den Abbau der Immunglobuline im Magen-Darm-Trakt des Neugeborenen mit keiner systemischen Aufnahme und damit Serumspiegel zu rechnen. Dennoch gibt es Fallberichte mit Spiegeln bei Neugeborenen mit Infliximab.

Tab. 5: AMTS in der Stillzeit – Risikoeinstufung

sicher	Aminosalicylate, Corticoide, Ciclosporin, Infliximab, Golimumab
vermutlich sicher	Budesonid, Thiopurine, Tacrolimus, Adalimumab, Ustekinumab, Vedolizumab
kontraindiziert	Methotrexat, Ciprofloxacin

Die Säuglinge, die in utero TNF-alpha-Inhibitoren (wie Infliximab oder Adalimumab) ausgesetzt waren, sollten in den ersten 6 Monaten keine Lebendimpfstoffe erhalten. Eine Immunsuppression kann nicht ausgeschlossen werden. Säuglinge könnten ein erhöhtes Infektionsrisiko haben.

Auch Corticoide gehen in geringer Konzentration in die Muttermilch über. Es wird zu einer 4-stündigen Stillpause nach der Einnahme geraten.

1.4 CED-Patienten über 60 Jahre

Die medizinische Behandlung älterer Patienten mit CED ist eine Herausforderung in Bezug auf die Diagnostik, die medikamentöse und chirurgische Behandlung und die Komplikationen (siehe Tabelle 6).

Etwa 10 bis 15 Prozent der Patienten haben erstmalige Beschwerden zwischen dem 60sten und 70sten Lebensjahr und erleiden bis dahin andere chronische Erkrankungen. Von besonderem Interesse dabei sind kardiovaskuläre Erkrankungen wie Herzinsuffizienz und Niereninsuffizienz. Neben diesen Komorbiditäten prädisponiert auch der im Alter geminderte körperliche Zustand für Klinikeinweisungen durch CED-Komplikationen. Ältere Patienten machen 25 Prozent der CED-bedingten Krankenhausaufenthalte aus. Arzneimittelnebenwirkungen etwa von Biologika treten bei CED-Patienten über 60 Jahren mehr als doppelt so häufig auf (Stallmach et al., 2011).

Bei älteren Patienten mit CED ist der Ernährungszustand häufig unzureichend. Es empfiehlt sich eine möglichst komplette Ernährungshistorie, um dann erst Ernährungsempfehlungen ableiten und geben zu können. Der postmenopausale Zeitpunkt erhöht das Risiko für Osteoporose. Weitere Risikofaktoren für einen geschlechterunabhängigen Knochenabbau sind das Entzündungsgeschehen, ein geringer BMI, Vitamin-D-Mangel sowie Life-Style-Risiken (Bewegung, Alkohol, Rauchen). Der

Knochenmineraldichteverlust tritt vor allem an der Wirbelsäule auf. Die Frakturinzidenz ist insgesamt um 41 Prozent erhöht. In den Fokus der pharmakogenen Risiken für den Knochen stehen seit einigen Jahren auch die Protonenpumpeninhibitoren (Katz, 2006; Katz & Weinemann, 2010; Miheller et al., 2013).

Tab. 6: CED-Vergleich zwischen älteren und jüngeren Patienten (Gisbert & Chaparro, 2014)

Klinischer Aspekt	Ältere Patienten	Kinder/Jugendliche
Genetik	Geringe Rolle	bedeutsam
CED-Symptome	mehr subtil	mehr typisch
Klinikaufenthalte	häufig	kaum
Infektionen	häufiger und schwerer	weniger häufig und mild
Krebsrisiko	erhöht	gering
Polypharmazie (> 5 AM)	häufig	selten
Corticoide	starke Nebenwirkungen	starke Nebenwirkungen
Thiopurine	Nutzen unklar	klarer Nutzen
Methotrexat	höhere Toxizität	bessere Verträglichkeit
Cyclosporine	mehr Kontraindikationen	geringere Nebenwirkungen
TNF-alpha-Inhibitoren Wirksamkeit	geringeres Ansprechen	höheres Ansprechen
TNF-alpha-Inhibitoren Toxizität	mehr Nebenwirkungen	geringere Nebenwirkungen

Die Therapieauswahl und Therapierisiken werden neben den Arzneimittelinteraktionen (Cave Polypharmazie) auch von den zu erwartenden Nebenwirkungen bestimmt (Tabelle 7). Ein umfassendes Monitoring ist je nach einem eingesetzten Wirkstoff notwendig: Dazu zählen Nierenfunktion, Blutdruck, Blutzucker, Blutbild und zum Teil genetische Bestimmungen (TPMT-Polymorphismen). Auch sind weitere fachärztliche Kontrollen notwendig (Augenarzt, Hautarzt) (John et al., 2016). Auch sind Blutspiegelbestimmungen notwendig. Bei Folsäure und Vitamin B12 sollten diese gemäß ECCO-Empfehlungen mindestens einmal jährlich erfolgen (Dignaß et al., 2015).

Interaktionen müssen auch bei Behandlungen von Tumoren beachtet werden. CED erhöht das Risiko vor allem von Dickdarmkrebs bei Befall des Dickdarms. Thiopurine erhöhen das Risiko für Non-Hodgkin-Lymphome und Hautkarzinome. TNF alpha Inhibitoren erhöhen das Risiko an Hautkarzinomen. Eine aktuelle Interaktionsbewertung von »Anti-CED-Wirkstoffen« mit Chemotherapeutika bei Colorektalem Karzinom, Brustkrebs, Non-Hodgkin-Lymphome und Melanom liegt vor (Leung et al., 2016).

Tab. 7: Systemische Arzneimittelrisiken bei älteren Patienten (John et al., 2016)

Zentralnervensystem	TNF-alpha-Inhibitoren
Augen	Steroide, TNF-alpha-Inhibitoren
Kardiovaskulär	Herz: TNF-alpha-Inhibitoren, 5-Aminosalicylsäure Hypertonie: Steroide, Cyclosporin, Vedolizumab
Leber	Steroide, MTX, Thiopurine, TNF-alpha-Inhibitoren, Vedolizumab
Pankreas	5-Aminosalicylsäure, Thiopurine
Diabetes	Steroide, Ciprofloxacin
Infektionen	Steroide, TNF-alpha-Inhibitoren, Thiopurine, Ciprofloxacin
Knochen	Steroide, MTX, Thiopurine, TNF-alpha-Inhibitoren
Kanzerogenität	Thiopurine, TNF-alpha-Inhibitoren

Tritt die CED erst im höheren Alter auf, erhöht sich das Risiko für intestinale Karzinome nicht. In einer französischen populationsbasierten Kohortenstudie mit 844 Patienten über 60 Jahre betrug die mediane Zeit zwischen CED- und der Karzinomdiagnose 78 Monate (40-121). Maligne lymphoproliferative und myeloproliferative Erkrankungen traten häufiger auf. Die Thiopurineinnahme führte zu keinem erhöhten Karzinomrisiko (Cheddani et al., 2016). Auch in einer asiatischen Population zeigte sich kein höheres Risiko bei Patienten über 70 Jahre im Vergleich zu jüngeren CED-Patienten (Peng et al., 2015). Aus diesen Ergebnissen kann kein Alterseffekt auf das Krebsrisiko unter CED abgeleitet werden.

2. Managementherausforderungen für die Apotheke

Die Managementaspekte für die Apotheke sind sehr vielschichtig und liegen sowohl in der medikamentösen als auch der nicht-medikamentösen Therapie. Auch treffen wir auf verschiedene Patientenpopulationen mit sehr unterschiedlichen pharmakologischen Vorausetzungen.

Die **medikamentöse Therapie** bei chronisch entzündlichen Darmerkrankungen, also unabhängig vom Befallsmuster, verfolgt im Wesentlichen drei Managementziele:
- akute Krankheitsschübe unterbrechen
- Remission erhalten
- Komplikationen verhindern.

Eine Heilung der Erkrankung lässt sich mit den heute zur Verfügung stehenden Arzneistoffen und Kombinationsmöglichkeiten nicht erreichen. Welche Arzneistoffe in welcher Applikationsform beim Patienten zur Anwendung kommen, von der Aktivität der Erkrankung, der Lokalisation (Befallsmuster) und dem Therapieansprechen abhängig. Der individuelle Krankheitsverlauf ist derzeit noch nicht vorhersehbar. Damit müssen Wirkung als auch Nebenwirkungen möglichst früh detektiert werden, um komplizierte Krankheitsverläufe schnell zu erkennen, als auch effektive Therapien mit einer hohen Adhärenz zu erzielen. Hier haben sich einige serologische und fäkale **Biomarker** (Inflammationsmarker wie CRP und Calprotectin, Serum-Albumin, Leukozyten) etabliert, die nicht-invasiv, rasch und relativ kostengünstig nachzuweisen sind. Regelmäßige Kontrollen alle drei Monate werden als sinnvoll erachtet und sind aber abhängig von der Krankheitsaktivität und der jeweiligen Fragestellung (Vetter et al., 2017). Einen klinischen Stellenwert in der Therapieoptimierung hat ebenfalls das therapeutische **Drug-Monitoring**. Zu den pharmazeutischen Herausforderungen zählen u. a. die Detektion und Vermeidung von **Anwendungsfehlern** sowie von **Arzneimittelinteraktionen** (siehe Abbildung 4).

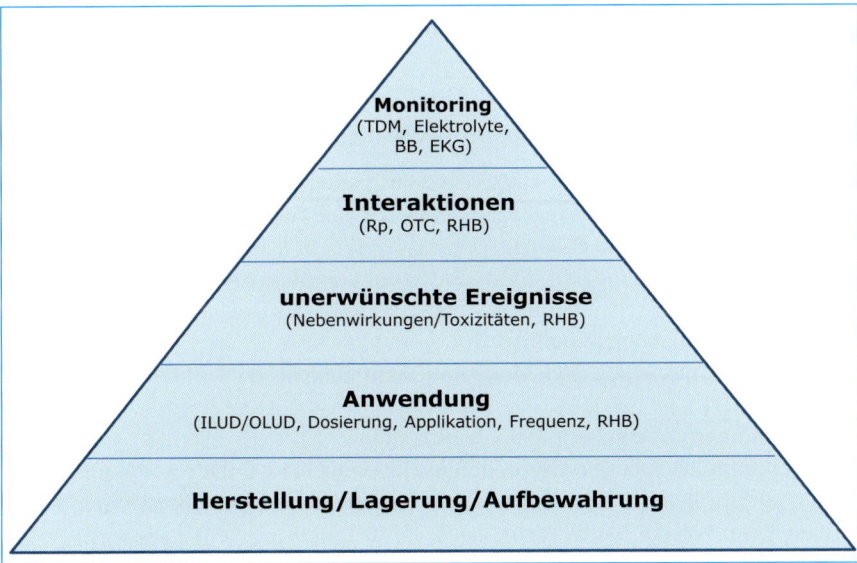

Abb. 4: AMTS-Pyramide – Aspekte im Medikationsmanagement (© Dr. Dirk Keiner)
Abkürzungen: BB (Blutbild), RHB (Rote-Hand-Briefe), ILUD (In-Label-Use-Drugs), OLUD (Off-Label-Use-Drugs), TDM – therapeutisches Drug-Monitoring

Auch helfen notwendige Kontrolluntersuchungen (Monitoring) bei der Einschätzung der klinischen Relevanz. Als besonders häufige Fehler bei der CED-Therapie finden sich:

- zu geringe Dosierungen von Mesalazin oder Azathioprin
- fehlende rektale Therapie bei distaler Colitis
- die Anwendung von Corticoiden über mehr als drei Monate
- das Fehlen einer Osteoporoseprophylaxe bei Corticoidgabe.

Vor dem Hintergrund der Arzneimittelinteraktionen belegen Studien, dass CED-Patienten häufiger unter weiteren chronischen Erkrankungen leiden (Peng et al., 2015):

- Herzinsuffizienz
- Hyperlipidämie
- Hypertonie
- Diabetes
- Atemwegserkrankungen (Asthma, COPD)
- Schlaganfall

Jedes Jahr findet der **Welt-CED-Tag** am 19. Mai statt (http://www.worldibdday.org/). An diesem Tag stehen chronisch entzündliche Darmkrankheiten weltweit im Mittelpunkt. Das kann die Apotheke für eigene oder gemeinsame Aktionen (u. a. Selbsthilfegruppen, Krankenkasse) nutzen.

2.1   Allgemeine Handlungsempfehlungen für die Apotheke

Für die Unterstützung bei der Umsetzung des patientenindividuellen Therapieplanes als auch im Medikationsmanagement lassen sich folgende wichtige allgemeine Aspekte für die Apotheke ableiten:

- Ausführliche Beratung und Information zum komplexen Krankheitsbild
- Aufzeigen spezifischer Verhaltensregeln (Life-Style, Ernährung, Sonnenschutz bei bestimmten Arzneimitteln)
- Adhärenzverbesserung und Motivation zum Einhalt der komplexen Therapiepläne
- Anwendungsprobleme erfragen/identifizieren
- Interaktionscheck bei Erstverordnungen (aber auch bei Folgeverordnungen)
- Laborkontrollen erfragen und erinnern (regelmäßige Blutbildkontrollen in Abhängigkeit von der Medikation)
- Impfempfehlungen/-status
- Knochenprotektion (Schutz vor Osteoporose, Frakturprävention)
- Medikationsplan regelmäßig prüfen

Gerade der **Medikationsplan** ist ein wichtiges AMTS-Instrument für den Patienten. Dieser Plan ist regelmäßig zu aktualisieren, da sich die Therapie auch schnell ändern kann (aktiver Schub). Die Apotheke kann arzneimittelbezogene Probleme erkennen und die Therapie optimieren (siehe Abbildung 5). Wichtig sind die Angaben zum Körpergewicht und zu Allergien sowie Unverträglichkeiten.

Medikationsplan
Seite 1 von 1

AKTIONSPLAN ZUR VERBESSERUNG DER ARZNEIMITTEL THERAPIESICHERHEIT IN DEUTSCHLAND

für: geb. am:
ausgedruckt von:
Gewicht 68,0 kg (28.04.16)
Allergie: Heuschnupfen
ausgedruckt am: 05.10.2016

Wirkstoff	Handelsname	Stärke	Form	Mo	Mi	Ab	zN	Einheit	Hinweise	Grund
Azathioprin	Azathioprin Heumann 50mg	50mg	Tabl	1	1	1	0	Tabl	nach MZ	Morbus Crohn
Eisen(II)-Ion Folsäure	Folicombin	40mg 0,5mg	Tabl	1	1	1	0	Tabl	*	Eisenmangelanämie
Omeprazol	Omeprazol Heumann 40mg	40mg	Kaps	1	0	0	0	Kaps	vor MZ	Sodbrennen
Sulfasalazin	Pleon RA Filmtabletten	500mg	Tabl	2	2	2	0	Tabl	*	Chronische Darmentzündung

Parenteral

Wirkstoff	Handelsname	Stärke	Form	Mo Mi Ab zN	Einheit	Hinweise	Grund
Infliximab	REMICADE 100mg Infusionslösungskonzentrat	100mg	Trockensubstanz	1 x /Tag jd. 7. Wo. (08:00) In: Isotonische Kochsalzlösung 0,9% Fresenius freeflex 250ml Volumen: 250 ml letzte Gabe am 21.09.16			Chronische Darmentzündung (Morbus Crohn)

müssen 3 x 100mg sein

Bedarfsmedikation

Wirkstoff	Handelsname	Stärke	Form	Mo Mi Ab zN	Einheit	Hinweise	Grund
Loperamid hydrochlorid	Lopedium T	2mg	Tabl	1 x /Tag Einzeldosis 1 Tabl	Tabl	Durchfall bei Bedarf MZ-unabhängig, unzerkaut	Durchfall
Metamizol natrium-1-Wasser	Novaminsulfon Lichtenstein 500mg	500mg	Tabl	1 x /Tag Einzeldosis 1 Tabl	Tabl	Migräne bei Bedarf MZ-unabhängig, unzerkaut	Migräne

Abb. 5: Bundeseinheitlicher Medikationsplan (Mann, Jg. 1979)

2.2 Leitlinien

Für die Diagnostik und Therapie stehen bei beiden Krankheitsbildern deutsche S3-Leitlinien zur Verfügung (siehe Tabelle 8). Ein Disease-Management-Programm gibt es nicht.

Tab. 8: CED-Leitlinien

Leitlinientitel	Stand	Gültigkeit
Diagnostik und Therapie des Morbus Crohn	01. 01. 2014	31. 12. 2018
Diagnostik und Therapie der Colitis ulcerosa	30. 09. 2011	30. 09. 2016 In Überarbeitung (geplante Fertigstellung 31. 12. 2018)
Klinische Ernährung in der Gastroenterologie (Teil 4) – Chronisch-entzündliche Darmerkrankungen	31. 07. 2014	31. 07. 2019

Merke: CED-Leitsymptome sind langanhaltende Diarrhoe und starken Bauchschmerzen. Jede Therapie ist individuell zu steuern und zu begleiten (Lokalisation, Ansprechen, Verträglichkeit). Etwa zehn Prozent aller chronisch entzündlichen Darmerkrankungen treten familiär gehäuft auf.

Fokus der Apotheke: Die Entzündung sollte möglichst früh und effektiv behandelt werden. Auch sind typische Symptome zu erkennen, zu hinterfragen und der weiteren medizinischen Abklärung zuzuführen. Die komplexe Medikation kann zu Anwendungsfehlern und Interaktionen führen.

Fallbeispiel (Mann 29 Jahre; GFR: 135 ml/min)
Patient berichtet über seit Jahren anhaltenden dünnen Stuhlgang. Seit 2 Monaten hat er Schmerzen am After. Der Vater habe wohl eine »Darmentzündung«, welche Art weiß er nicht.
Biomarker: CRP > 100 mg/l, Calprotectin > 9000 µg/g Stuhl
Folsäure: 3,2 ng/ml
Eisen: 4,2 µmol/l
Clostridium difficile Toxin A,B: negativ

Koloskopie mit Stufenbiopsie: endoskopisch Colitis Crohn mit makroskopischen Zeichen ausgeprägter Aktivität, Perianalabszess, mehrere Analfissuren
Histologie: morphologisches Bild eines Morbus Crohn mit mäßiggradiger Aktivität im gesamten Colon, Ileum ist entzündungsfrei, keine Malignität

Arzneimitteltherapie:

Prednisolon-Stoß	60 mg/d früh
Mesalazin oral 1,5 g (Klysmen-Gabe aktuell nicht toleriert)	3-0-0
Calcium/Vitamin D3 (Calcilac)	1-0-0
Vitamin D3 1000 IE	1-0-0
Eisen (Ferro Sanol duodenal 100 mg)	1-0-0
Folsäure 5 mg	1-0-0
Metamizol 500 mg	2-2-2-2
Ciprofloxacin 250 mg (für 5 Tage)	1-0-0

Metronidazol 400 mg (für 5 Tage) 1-0-1
Dolo Posterine Supp. (bei Schmerzen im Rahmen der Defäkation)

Blutbild	Wert	Einheit		Referenzbereich
Hämoglobin	**7.46**	↓	mmol/l	8.7–10.9
Hk	**0.37**	↓		0.41–0.53
Erythrozyten	4.55		Tpt/l	4.5–5.9
MCH	**1.64**	↓	fmol/l	1.7–2.1
MCV	**81.2**	↓	fl	82.5–97.6
MCHC	20.2		mmol/l	18.5–21.5
RDW	14.5		%	11.1–15
Leukozyten	8.86		Gpt/l	3.8–10
Thrombozyten	372		Gpt/l	140–440

AMTS: Prävention der Corticoid-Nebenwirkungen, Arzneimittelinteraktionen, Laborkontrollen, Therapiemanagement

3. Medikamentöse Therapie – Rolle der Apotheke

Die Rolle im Medikationsmanagement fokussiert sich auf zwei Kernaspekte. Der erste Aspekt sind die Herausforderungen der spezifischen »antientzündlichen« Therapie mit den verschiedenen Wirkstoffen (siehe Abbildung 6), Applikationsmöglichkeiten sowie deren Nebenwirkungen und Medikationsfehlern. Der zweite ebenso wichtige Aspekt ist die Beeinflussung der extraintestinalen Manifestationen der CED.

Bei älteren Patienten sind durch Polypharmazie Arzneimittelwechselwirkungen zu beachten (Nimmons & Limdi, 2016). Einen Überblick der »CED-typischen Arzneimittel« und deren Managementherausforderungen gibt Tabelle 9.

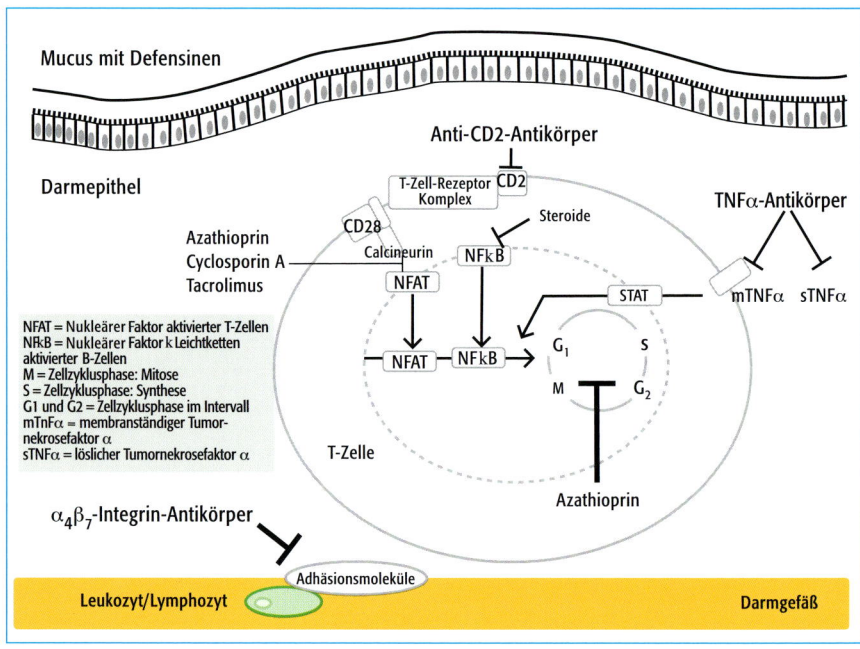

Abb. 6: Bekannte Wirkmechanismen und Angriffspunkte »zielgerichteter« CED-Therapeutika (Wenzel & Hoffmann, 2015)

Tab. 9:   Kompaktüberblick der wichtigsten Arzneimittelgruppen und Vertreter bei CED (modifiziert nach Mertens-Keller et al., 2014)

CED-Arzneimittel	Wirkung	Nebenwirkung	Interaktion	Monitoring	AMTS
Corticoide					
Budesonid	lokal	Hyperglykä-mie, Dyslipidä-mie, Osteoporose, Hypertonie, Akne, Ödeme, Pneumo-nie, Myopathie, Psychose	Antidiabetika (Hypoglucämie-effekt vermin-dert) Calciumkanal-blocker (Corti-coidspiegel er-höht) Diuretika (Hy-pokaliämierisiko erhöht)	Blutdruck, Li-pid-Werte, Glu-cose, Vitamin D, Knochendichte	Einnahme-zeit (6–8 Uhr), kurze Thera-piedauer (3–6 Mona-te), Knochen-schutz
Prednisolon (Methyl-)	syste-misch				

CED-Arzneimittel	Wirkung	Nebenwirkung	Interaktion	Monitoring	AMTS
Thiopurin-Analoga					
Azathioprin/ 6-Mercaptopurin	systemisch	Knochenmarksuppression, Pankreatitis, Leberfunktionsstörung, Hautausschlag, Athralgie	Allopurinol, Febuxostat (Knochenmarkstoxizität) Aminosalicylate (Leukopenie, Myelosupression) Cotrimoxazol, ACE-Hemmer (Leukopenierisiko erhöht)	großes Blutbild, Nierenfunktion, Leberwerte TDM?	Sonnenschutz, KI beachten (schwere Infektionen, Pankreatitis)
Folsäure-Antagonist					
Methotrexat	systemisch	Knochenmarksuppression, Pankreatitis, Pneumonitis	PPI, NSAID, Schleifendiuretika, Penicilline, Tetracycline (Toxizität erhöht)	großes Blutbild, Leber,- Nieren- und Lungenfunktion	H2-Blocker bevorzugen, Folsäuregabe (24 h später)
Aminosalicylate					
Mesalazin	lokal	Übelkeit, Erbrechen, Kopfschmerzen, Schwindel Hautausschlag	Thiopurine (6-TGN-Erhöhung) Warfarin (v. a. Olsalazin) Eisen (Chelatbildung)	GIT-Beschwerden, Nierenfunktion	bessere Verträglichkeit
Olsalazin	lokal				
Sulfasalazin	lokal	Übelkeit, Erbrechen, Kopfschmerzen, Hautausschlag, Anämie, Pneumonitis, Hepatotoxizität, Nephritis, Thrombozytopenie, Lymphome		großes Blutbild, Leberwerte, Nierenfunktion	Sonnenschutz Dosis langsam steigern über 1–2 Wochen Folsäuresupplementierung
Calcineurin-Inhibitoren					
Ciclosporin	systemisch	Hypertonie, Diabetes mellitus, Infektionen, Nierenfunktionsverschlechterung, Händezittern, Haarwuchs	Rifampicin, Phenytoin, Phenobarbital, Carbamazepine (Spiegelminderung) Allopurinol, NSAID, Clarithromycin, Grapefruitsaft (Spiegelerhöhung)	Niere, Blutdruck	TDM, Nierenfunktion überwachen CAVE CMR bei Rezepturen
Tacrolimus	systemisch, lokal	Leberentzündung, Diabetes mellitus, Händezittern, Nierenfunktionsverschlechterung, Hyperkaliämie	CYP 3A4 Interaktionen (Induktoren/ Hemmer) Kaliumsparende Diurektika	Niere, QTc-Zeit	

CED-Arzneimittel	Wirkung	Nebenwirkung	Interaktion	Monitoring	AMTS
TNF-Alpha-Inhibitoren					
Infliximab	systemisch	Infusionsreaktionen, Infekte, Kopfschmerzen, Reizhusten, Herzinsuffizienz, Zytopenie	Lebendimpfstoffe	Blutdruck, Puls Neurologische Untersuchungen	Patientenpräferenz (Adhärenz: i.v./s.c) TDM (Talspiegel, ADA) Sonnenschutz, Hautveränderungen (akut, verzögert)
Adalimumab		Herzinsuffizienz, Optikusneuritis, Demyelinisierung, lokale Injektionsreaktion, Infekte, Kopfschmerzen, Reizhusten			
Golimumab		lokale Injektionsreaktion, Herzinsuffizienz, Infektionen, Zytopenien			
Integrin-Inhibitor					
Vedolizumab	systemisch	Nasopharyngitis, Kopfschmerzen, Husten, Übelkeit, Hautausschlag		Neurologische Untersuchungen	TDM?
Interleukin (12/23)-Inhibitoren					
Ustekinumab	systemisch	Nasopharyngitis, Kopfschmerzen	Lebendimpfstoffe		
Antibiotika					
Ciprofloxacin	systemisch	Tendopathie, neuropathische Schmerzen, QTc-Zeitverlängerung	Corticoide (Tendopathierisiko erhöht) Polyvalente Kationen, Antazida (Wirkverlust) Antiepileptika (Krampfschwelle gesenkt) MTX (Toxizität erhöht)		Auftreten von Nebenwirkungen v. a. bei längerem Einsatz
Metronidazol		Neuropathien			

3.1   UV-Expositionsschutz

Bei der Therapie mit Azathioprin, Ciclosporin, Ciprofloxacin, Methotrexat, Sulfasalazin und TNF-alpha-Inhibitoren ist durch die erhöhte Lichtempfindlichkeit der Haut auf einen ausreichenden UV-Schutz zu achten: mindestens Lichtschutzfaktor 50 (UV-B- und UV-A-Schutz), Tragen langärmliger Kleidung, Kopfbedeckung, Meidung von Sonnenexposition zwischen 11 und 15 Uhr.

Auch unter der Mesalazin-Einnahme liegen Fallberichte zu Lichtempfindlichkeits-reaktionen vor. Der Pathomechanismus ist ungeklärt. Es wird von fototoxischen Effekten ausgegangen. Nach Absetzen von Mesalazin dauert es unterschiedlich lange, bis die Hautveränderungen (Erythem, Puritis) vollständig abgeklungen sind (a-t, 2017).

Jährlich ist eine dermatologische Kontrolle durch das erhöhte Karzinomrisiko durchzuführen.

3.2   AMTS beim Einsatz von Corticoiden

Die eingesetzten Corticoide bei CED leiten sich vom körpereigenen Cortisol ab. Durch Veränderungen am Molekül zeigen diese synthetischen Arzneistoffe eine bessere Verträglichkeit durch minimierte Wirkung auf den Mineralstoffwechsel (v. a. Natriumretention). Die Wirksamkeit gegen den komplexen Entzündungsprozess wurde gesteigert. Corticoide modulieren eine Vielzahl biologischer Funktionen. Prednisolon wirkt etwa 4-mal stärker entzündungshemmend als das körpereigene Cortisol und Methylprednisolon etwa 5-mal. Die systemische Standarddosis (z. B. von Prednisolon) zur Remissionsinduktion bei CED liegt bei täglich 60 mg oder 1 mg/kg KG oral oder i.v. maximal 100 mg/Tag

Die Strukturen der wichtigsten Arzneistoffe bei der CED-Therapie sind nachfolgend dargestellt:

Budesonid

Prednisolon (aktiver Metabolit des Prednison)

Methylprednisolon

Aufgrund der Lipophilie penetrieren Corticoide durch die Zellmembran. Im Cytosol erfolgt die Bindung an den Glucocorticoidrezeptor. Hitze-Schock-Proteine (HSP90) werden abgespalten und der Glucocorticoidrezeptorkomplex wandert in den Zellkern. Dort kommt es zur Hemmung zahlreicher Transkriptionsfaktoren wie den aktiven NF-kB. Die Bindung des Glucocorticoidrezeptors an die p65-Untereinheit verhindert die Bindung mit der DNA von proinflammatorischen Genen. Die Induktion der Transkription von IkB-Genen führt zur Synthese des Inhibitors IkB-alpha (siehe Abbildung 7).

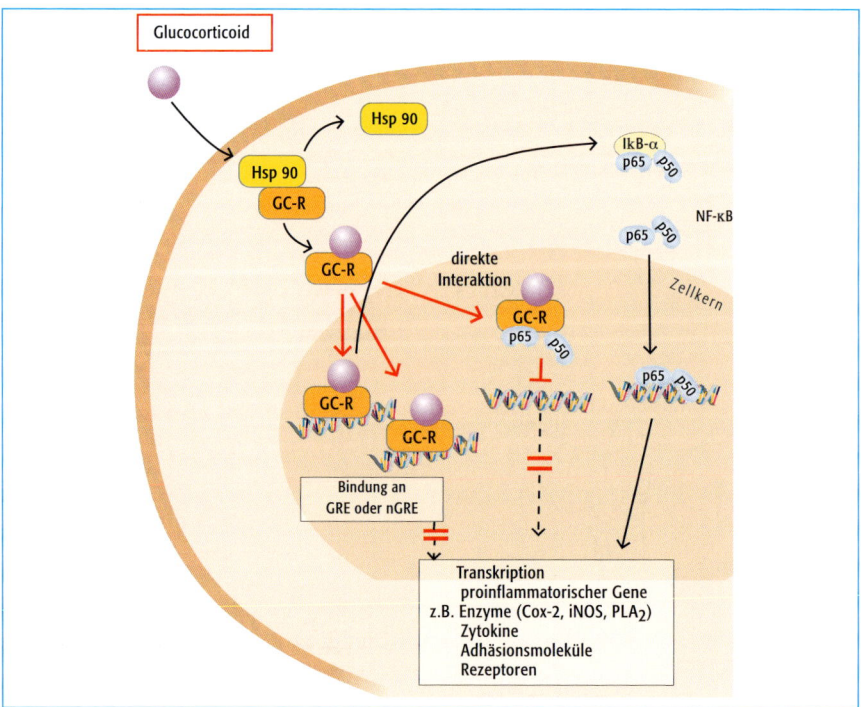

Abb. 7: Pharmakodynamik der Corticoide (GC-R: Glucocorticoid-Rezeptor, Hsp: Hitzeschockprotein, COX-2: Cyclooxygenase 2, iNOS: induzierbare NO-Synthase, PLA$_2$: Phosholipase A2)

Steroide zeigen eine sehr gute und vor allem schnelle Wirksamkeit mit Remissionsraten zwischen 80 und 100 % bei aktiven Erkrankungszuständen. Bei einem schweren Schub wird systemisch (oral, i.v.) behandelt. Das Nebenwirkungsrisiko ist bei einer Anwendung mit Budesonid (9 mg/d) geringer (hoher first-pass-Effekt, orale Bioverfügbarkeit < 10 Prozent) als bei (Methyl-)Prednisolon. Die Wirksamkeit trotz höherer Affinität zum Corticoid-Rezeptor ist geringer.

Eine galenische Weiterentwicklung mit minimierten systemischen Nebenwirkungen ist Budesonid MMX (Cortiment MMX® 9 mg). Die Depot-Tablette mit MMX-Technologie zur verzögerten Freisetzung ist gekennzeichnet durch ein Multi-Matrix-System mit einem magensaftresistenten Überzug, der sich bei Darm-pH-Wert größer 7 auflöst. Danach quellen die hydrophilen Matrix-Polymere durch die Intestinalflüssigkeit und bilden eine viskose Gel-Matrix. Der Wirkstoff wird aus der lipophilen Matrix herausgelöst und kontinuierlich im gesamten Kolon freigesetzt. Die Depot-Tablette ist mit einem Glas Wasser morgens (mit oder ohne Nahrung) einzunehmen. Sie darf nicht zerbrochen, zerkleinert oder zerkaut werden, da der Filmüberzug die retardierte Freisetzung gewährleistet.

Nebenwirkungen sind häufig und vielschichtig:
- Haut (»Steroid-Akne«, Atrophie)
- Knochen (Osteopenie/Osteoporose)
- Infektionen
- Psyche (Depression, Schlaflosigkeit)
- Auge (Glaukom, Katarakt)
- Cushing Syndrom (Mond-Gesicht)
- Diabetes (Hyperglykämie)
- Magen (Ulzeration)
- Leukozytose
- Hypertonie

Das Nebenwirkungsspektrum tritt auch bei niedrigen Dosierungen auf. Ab einer Therapiedauer von mehr als 7 Tagen ist an eine schrittweise Dosiseskalation (2,5–5 mg/Woche) ab einer Dosis von 15–20 mg zu denken (siehe Tabelle 10). Das ist für den Patienten entsprechend anspruchsvoll (Teilung, im Hinblick auf den Medikationsplan und der Adhärenz).

Die Nebenwirkungsrisiken gerade auch bei Kindern und Jugendlichen lassen sich durch einen zeitlich begrenzten Einsatz minimieren. Steroide eignen sich nicht zur Dauertherapie, sondern werden nach dem Erreichen der Remission abgesetzt. An einen entsprechenden Schutz vor Osteopenie oder Osteoporose mit Calcium und Vitamin D3 ist dennoch zu denken.

Tab. 10: Dosierungsempfehlung von Prednisolon bei Kindern/Jugendlichen je Therapiewoche in Abhängigkeit von der Startdosis (Däbritz et al., 2017)

1	2	3	4	5	6	7	8	9	10	11
60 mg	50 mg	40 mg	35 mg	30 mg	25 mg	20 mg	15 mg	10 mg	5 mg	0 mg
50 mg	40 mg	40 mg	35 mg	30 mg	25 mg	20 mg	15 mg	10 mg	5 mg	0 mg
45 mg	40 mg	40 mg	35 mg	30 mg	25 mg	20 mg	15 mg	10 mg	5 mg	0 mg
40 mg	40 mg	30 mg	30 mg	25 mg	25 mg	20 mg	15 mg	10 mg	5 mg	0 mg
35 mg	35 mg	30 mg	30 mg	25 mg	20 mg	15 mg	15 mg	10 mg	5 mg	0 mg
30 mg	30 mg	30 mg	25 mg	20 mg	15 mg	15 mg	10 mg	10 mg	5 mg	0 mg
25 mg	25 mg	25 mg	20 mg	20 mg	15 mg	15 mg	10 mg	5 mg	5 mg	0 mg
20 mg	20 mg	20 mg	15 mg	15 mg	12.5 mg	10 mg	7.5 mg	5 mg	2.5 mg	0 mg
15 mg	15 mg	15 mg	12.5 mg	10 mg	10 mg	7.5 mg	7.5 mg	5 mg	2.5 mg	0 mg

Mehrere Mechanismen zum Einfluss auf die Osteoporoseentwicklung werden diskutiert. Glucocorticoide hemmen die Bildung des protektiven Faktors Osteoprotegerin (OPG) und Osteocalcintranskription in Osteoblasten bereits nach Kurzzeittherapien (Tage/Wochen) und wirken hemmend auf den Vitamin-D-Stoffwechsel (Bildung von Calcitriol). Durch Induktion von RANKL in Osteoblasten stimulieren sie die Knochenresorption. Neben diesem negativen Einfluss auf die Knochenqualität wird auch die Muskelkraft und Gehfähigkeit beeinträchtigt. Die Sturzneigung erhöht sich.

Unter einer systemischen Behandlung über mehrere Jahre erleiden ungefähr 30 bis 50 % der Patienten eine manifeste Osteoporose. Der trabekuläre Knochen ist besonders betroffen. Frakturen treten daher bevorzugt im Bereich der Wirbelkörper, der Rippen und der Oberschenkel auf. Der rasche Knochenverlust ist in den ersten 6–12 Monaten besonders hoch. Im ersten Jahr können Spitzenknochenverluste von > 20 % auftreten. Frakturen ereignen sich bei Prednis(ol)on-Dosen von täglich über 7,5 mg bei 10–20 % der Patienten, bei längerem Gebrauch bis zu 50 Prozent.

Monitoring

Bei Anwendung von systemischen Corticoiden über eine längere Zeit sollten folgende Kontrollen erfolgen: Gewicht, Körpergröße, Blutzucker, Blutdruck, Lipide und Knochendichte (Liu et al., 2013).

Interaktionen

Bei Einnahme von CYP 3A4-Hemmern sinkt der Metabolismus, die Wirkspiegel steigen. Bei CYP 3A4-Induktoren nimmt die Wirkung ab. NSAR erhöhen in Kombination das Ulkusrisiko.

3.3 AMTS bei Einsatz der Aminosalicylate (Sulfasalazin, Mesalazin, Olsalazin)

5-Aminosalicylsäure (5-ASA) ist ein Amin-Derivat der Salicylsäure und hemmt lokal die Zytokinsynthese, inhibiert die Chemotaxis und die Leukotriensynthese und wirkt als Radikalenfänger. Mehrere Applikationsformen für die Beeinflussung unterschiedlicher Darmabschnitte stehen zur Verfügung: oral, Klysmen oder Schaum (linksseitige Kolitis) und Suppositorien (Proktitis).

Die Wirkstoffe Sulfasalazin und Olsazalin sind Prodrugs. Bakterielle Azoreduktasen setzen 5-ASA aus den Molekülen frei. Olsalazin ist ein Dimer von 5-ASA (siehe Abbildung 8).

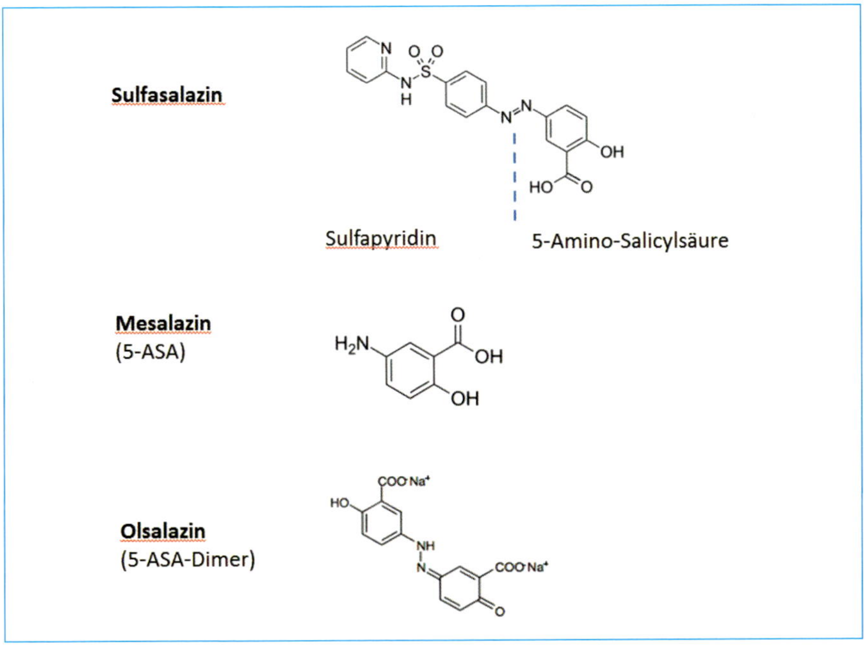

Abb. 8: Molekülstrukturen der in Deutschland verfügbaren Aminosalicylate

Bei Proktitis sind alle drei **rektalen** Mesalazin-Arzneimittel in etwa gleich wirksam. Ein 1-Gramm-Mesalazin-Zäpfchen ist vergleichbar gut wirksam wie 3 Zäpfchen täglich à 500 mg. Eine Dosis von mehr als 1 Gramm täglich hat vermutlich keinen zusätzlichen Effekt und scheint daher nicht sinnvoll zu sein (Frei & Rogler, 2017).

Orale 5-ASA-Arzneimittel unterscheiden sich in der Galenik:
- Ummantelung mit Eudragit (z. B. Claversal®, Salofalk®): Freisetzung bei pH-Anstieg > 6 und damit zu mehr als 75 % im Kolon

- Methylcellulose-umhülltes Mikrogranulat (Pentasa®): Freisetzung zeitabhängig und weitaus überwiegend im unteren Gastrointestinaltrakt
- 5-ASA-Doppelmoleküle (Olsalazin: Dipentum®): Freisetzung erst durch bakterielle Spaltung und somit ausschließlich im Kolon
- Multi-Matrix-System (MMX-Mesalazin: Mezavant®), das durch einen viskösen Gelmantel zur Mesalazin-Freisetzung im gesamten Kolon führt
- 5-ASA-Sulfapyridin (Sulfasalazin: z. B. Colo Pleon®): magensaftresistenter Überzug, Freisetzung im Dünndarm

Alle oralen Formulierungen dürfen wegen der Freisetzungsbeeinflussung nicht gekaut werden. Eine vorzeitige Auflösung des Überzugs beeinflusst die Verfügbarkeit des Wirkstoffs in nicht vorhersehbarer Weise.

Das Granulat (Salofalk Granu Stix®) sollte auf die Zunge gegeben und mit reichlich Flüssigkeit (mind. 200 ml Wasser) hinuntergeschluckt werden. Die Einmaldosierung – bevorzugt morgens – erhöht die Adhärenz (Bsp. 1 × 3 Gramm anstelle 3 × 1 Gramm).

Olsalazin ist zum Essen einzunehmen. Das Molekül regt dosisabhängig die Darmschleimhaut zur Sekretion von Elektrolyten und Wasser an; das höhere Flüssigkeitsvolumen kann Diarrhoen verursachen.

Nebenwirkungen

Die Häufigkeit an unerwünschten Arzneimittelwirkungen ist abhängig vom Arzneistoff und den Vorbehandlungen (Sulfasalazin: 10–40 %; Mesalazin 15 %). Schwindel und Tinnitus sind typische Salicylsäure-Nebenwirkungen. Im Rahmen der Berliner Fall-Kontroll-Surveillance-Studie (FAKOS) wurde das bekannt pankreatotoxische Risiko für Mesalazin bestätigt [OR: 3,3 (1,1–9,5) (Douros et al., 2013).

Bei Patienten mit vorbestehender Nierenschädigung oder einer zusätzlichen nephrotoxischen Medikation sollte die Nierenfunktion regelmäßig überwacht werden.

Bei **Sulfasalazin** sind die Nebenwirkungen ausgeprägter. Für eine optimale Wirkung ist eine möglichste hohe Konzentration des Arzneistoffes im Darm (unterer Bereich des Ileums und Colon) erforderlich. Die Einnahme sollte mindestens 1 Stunde vor der Mahlzeit erfolgen. Die Tagesmenge muss auf mehrere gleiche Dosen (3 bis 6) verteilt werden. Bei Dosen über 4 Gramm nimmt die Toxizität zu. In Abständen von 2 bis 4 Wochen sollten Blutbildkontrollen erfolgen.

Sulfasalazin kann zu einem Folsäure-Mangel und damit Anämie führen. Eine zusätzliche Folsäuregabe kann erforderlich sein. Mit Eisen bildet Sulfasalazin Chelatkomplex bedingt durch die 5-ASA-Struktur, was die Resorption mindert.

3.4 AMTS bei Thiopurinen (Azathioprin, 6-Mercaptopurin)

Azathioprin (z. B. Imurek®, Azafalk®) und sein Metabolit 6-Mercaptopurin (z. B. Puri-Nethol®) beeinflussen die Zellteilung durch Hemmung der Purinsynthese. Azathioprin wirkt antiproliferativ auf mitotisch aktive Lymphozyten und unterdrückt die überschießende Immunreaktion des darmassoziierten Immunsystems.

Die Applikation erfolgt oral. Die Latenzzeit bis zum Wirkeintritt ist mit 2 bis 6 Monaten sehr lang und nicht über die Pharmakokinetik und -dynamik zu erklären. Dies macht eine zusätzliche Immunmodulation (Corticoide, Biologika) notwendig. Bei erfolgreicher Unterdrückung von Erkrankungsschüben wird in der Regel über mindestens vier Jahre therapiert.

Die Dosierung von Azathioprin (2-2,5 mg/kg KG) und 6-Mercaptopurin (1-1,5 mg/kg KG) sollte entsprechend des Körpergewichtes gewählt werden. Bei steroidabhängiger CED sollte die Corticoiddosis schrittweise reduziert werden im Rahmen der Therapie mit Thiopurinen.

Azathioprin als Prodrug wird nicht enzymatisch zu 88 Prozent in die aktive Form 6-Mercaptopurin (6-MP) umgewandelt. Der weitere enzymatische Abbau von 6-MP erfolgt bei der systemischen Zirkulation durch die Xanthinoxidase und die Thiopurin-S-Methyltransferase (TPMT). 6-MP überwindet die Zellmembran u. a. der Enterozyten, Hepatozyten und Erythrozyten. Intrazellulär erfolgt die weitere Verstoffwechselung vor allem durch drei Enzyme. Die Hypoxanthinguaninphosphoribosyltransferase wandelt 6-MP in 6-TIMP um. Durch weitere Veränderungen entstehen die aktiven Thioguanin-Nucleotide (6-TGN). Diese werden während der DNA- und RNA-Synthese anstatt von Purinbasen (Adenin, Guanin) als falsches Nukleotid eingebaut (siehe Abbildung 9). Dadurch kommt es zu Strangbrüchen.

Die Effektivität als auch das Nebenwirkungspotential kann von den Enzymaktivitäten abhängen.

Nebenwirkungen

Die Häufigkeit relevanter Nebenwirkungen einer Therapie mit Azathioprin bzw. 6-MP beträgt ca. 2 % bei Kurzzeittherapie und 18 % bei Langzeittherapie. Unter der immunsuppressiven Therapie mit Azathioprin ist außerdem das Risiko für Infektionen, Leukopenie, Thrombopenie, Anämie, allergische Reaktionen und Lymphomen (0.90/1000 Patientenjahre; Patienten < 18 Jahre:) erhöht. Als Risikofaktoren gelten nach der CESAME-Studie jüngere Patienten, Männer und längere Therapie. Zudem ist das Risiko bei Kombination mit TNF-alpha-Inhibitoren erhöht und das Risiko abzuwägen (Rosen, Dhawan & Saeed, 2016).

Im Rahmen der Berliner Fall-Kontroll-Surveillance-Studie (FAKOS) wurde das bekannte pankreatotoxische Risiko für Azathioprin bestätigt [OR: 5,1 (1,9-13,5)] (Douros et al., 2013). Diese Nebenwirkung steht auf Platz 2 der Unterbrechungsgründe (Teich et al., 2016). Bei Auftreten einer Pankreatis (typischerweise in der zweiten bis vierten Behandlungswoche) muss die Substanz abgesetzt und darf auch nach Abklingen der Symptome nicht wieder gegeben werden.

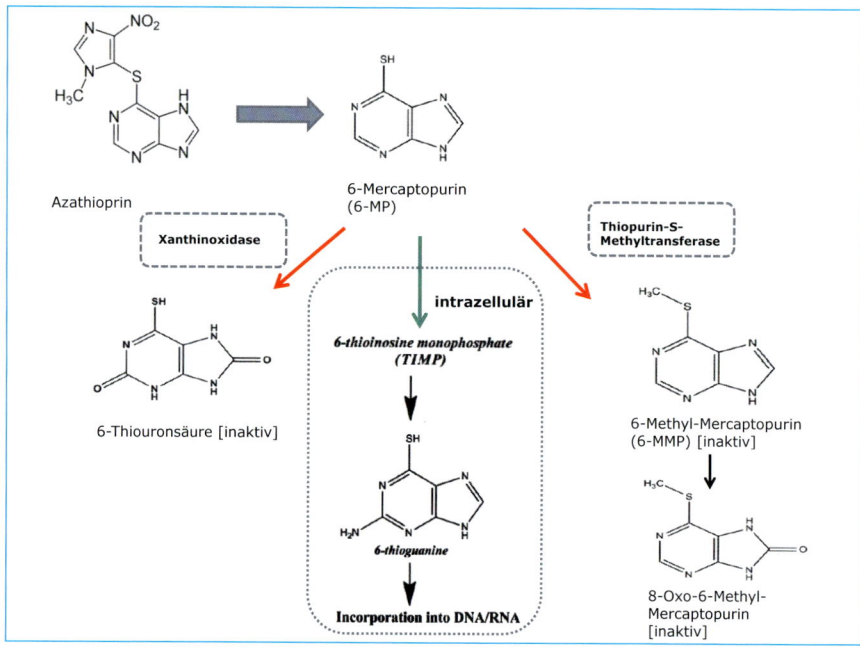

Abb. 9: Thiopurinstoffwechsel mit Aktivierung und Abbau von 6-Mercaptopurin; systemische Zirkulation und Abbau (rot), intrazelluläre Transformation zu 6-TGN (grün)

Patienten mit akuter Pankreatitis berichten zudem von Schmerzen, die gürtelförmig in den Rücken ausstrahlen. Oft kommen noch Übelkeit, Erbrechen und Fieber hinzu. Charakteristisch ist der sogenannte Gummibauch, eine elastische Spannung der Bauchdecke. Neben dem Labor (erhöhte Lipase) bringt eine Ultraschalluntersuchung die Bestätigung.

Patienten sind anzuhalten, über Infektionen, unerwartete Hämatome oder Blutungen oder Anzeichen einer Knochenmarksdepression zu berichten. Daher sind die Patienten umfassend zu Nebenwirkungen aufzuklären. Bei rechtzeitigem Absetzen ist eine Knochenmarksdepression reversibel.

Wichtige und häufige Nebenwirkungen sind gastrointestinale Unverträglichkeit und/oder grippeähnliche Symptome (hier ist ein Wechsel von Azathioprin auf 6-Mercaptopurin sinnvoll). Bei Transaminasenanstieg (> Zweifache der Norm) oder Leukopenie (< 2500/µl) ist die Medikation anzupassen. Eine erneute Behandlung mit niedrigerer Dosis kann versucht werden (<2 mg/kg KG).

Monitoring

Um Nebenwirkungen (Hepatotoxizität, Knochenmarkstoxizität) frühzeitig zu erkennen, ist bei den Thiopurinen ein umfassendes Monitoring notwendig. Bei höheren Dosierungen und bei Organinsuffizienzen (Leber, Niere) sind in den ersten 8 Wochen mindestens wöchentliche Blutbildkontrollen notwendig. Eine Reduzierung der Blutbildkontrollen im weiteren Verlauf ist möglich. Es wird empfohlen, monatlich ein vollständiges Blutbild anzufertigen, mindestens jedoch alle 3 Monate. Auch Folsäure und Vitamin B12 sollten häufiger als einmal jährlich bestimmt werden (Dignass et al., 2015).

Die TPMT zeigt einen relevanten genetischen Polymorphismus. Eine Untersuchung bei 1214 gesunden Blutspendern ergab bei 0,6 % eine niedrige Aktivität, bei 10,2 % eine intermediäre Aktivität des Enzyms. Ist die TPMT-Aktivität eingeschränkt, wird mehr 6-MP zu 6-TGN metabolisiert, wobei bis zu 10-fach höhere 6-TGN-Spiegel erreicht werden und das Risiko für eine Panzytopenie steigt. Um dies zu vermeiden, ist eine Verringerung der Azathioprindosis erforderlich.

Patienten mit hohen 6-TGN-Spiegeln kommen aber auch häufiger in Remission als Patienten mit niedrigeren Konzentrationen. Es sollte daher die Standarddosis von 2,5 mg/kg/KG den individuellen 6-TGN-Spiegeln angepasst werden, um Wirksamkeit und Verträglichkeit von Azathioprin zu optimieren. Eine generelle TPMT-Bestimmung vor Therapieeinleitung ist aufgrund der Seltenheit einer homozygoten Mutation nicht gerechtfertigt (Rosien, 2017).

Obwohl 6-MP der aktive Metabolit von Azathioprin ist, scheint die Hälfte der Patienten mit Azathioprin-Intoleranz dieses Medikament zu vertragen.

Allopurinol oder Febuxostat hemmen die Xanthinoxidase und damit den Abbau von Thiopurinen (siehe Abbildung 9 und Tabelle 11). In Kombination mit niedrigdosiertem Azathioprin und Allopurinol mussten 7 Prozent der Patienten die Therapie abbrechen (Palvidis et al., 2016).

Tab. 11: CYP-unabhängige Abbauwege von Thiopurinen

Schlüsselenzym	Substrat	Interaktionspartner	Aspekte im Medikationsmanagement
Xanthinoxidase Thiopurin-S-Methyl-Transferase (TPMT)	Azathioprin 6-Mercaptopurin	Allopurinol, Febuxostat 5-Aminosalicylsäure-Derivate (z. B. Sulfasalazin, Olsalazin)	erhöht die Knochenmarkstoxizität (v. a. Leukopenie) Monitoring (Blutbild, Folsäure, Vitamin B12) Allopurinol: Dosisreduktion der Thiopurinstandarddosis um 25 %

Individualrezepturen für Kinder

Für die Anwendung von AZA bei Kindern besteht im Rahmen der Dosisindividualisierung die Möglichkeit der Herstellung von oralen Suspensionen aus den Azathioprin-Fertigarzneimitteln (CAVE: CMR-Potenzial). Mercatopurin gibt es als fertige Suspension mit 20 mg/ml (Xaluprine®).

3.5   AMTS bei Methotrexat

Der Folsäure-Antagonist Methotrexat (Metex FS®) ist seit 2013 als Injektionstherapie zugelassen, wenn Azathioprin oder 6-Mercaptopurin erfolglos waren oder deren Therapie aufgrund von Nebenwirkungen beendet werden musste.

MTX imitiert das natürliche Substrat der Dihydrofolat-Reduktase (DHFR), die Dihydrofolsäure, ohne deren Funktion im Folatstoffwechsel zu übernehmen. Die kompetative Hemmung der DHFR bewirkt einen Mangel an reduzierten Folaten. Die Synthese von Purin- und Pyrimidinbasen ist vermindert. Intrazellulär bilden sich MTX-Polyglutamatkomplexe (MTX-PG), die DHFR stärker hemmen als MTX, da sie wesentlich langsamer vom DHFR abdissoziieren. MTX-PG verweilen über Monate im Intrazellularraum (siehe Abbildung 10).

Zu Behandlungsbeginn werden wöchentlich 25 mg MTX intramuskulär oder subcutan gespritzt. Das Ansprechen auf die Behandlung ist verzögert und ist erst nach 8 bis 12 Wochen zu erwarten. Zur Erhaltungsbehandlung wird die Dosis auf 15 mg einmal wöchentlich reduziert. Am Tag nach der Injektion sollten 5 mg Folsäure verabreicht werden, um die Nebenwirkungen auf die Schleimhäute (Übelkeit, Erbrechen, Durchfall, Mundschleimhautentzündung) zu minimieren.

Die Elimination von Methotrexat erfolgt zu über 80 Prozent renal durch glomeruläre Filtration und aktive tubuläre Sekretion. Daher ist eine Anpassung der MTX-Dosis an die Kreatinin-Clearance notwendig:

Kreatinin-Clearance (ml/min)	Dosierung
> 50	100 %
20 – 50	50 %
< 20	kein Einsatz

Die orale Anwendung von MTX ist in bezug auf die Resorption bei CED-Patienten möglich (off-label). Die Aufnahme über den Magen-Darm-Trakt schwankt individuell stark. Ein Wechsel von oral zurück auf parenteral ist möglich (Lahad & Weiss, 2015). Nach einer Schulung zur s.c. Anwendung ist eine Selbstinjektion meist problemlos möglich, auch von Kindern (Garrick et al., 2009).

Nebenwirkungen

Bei etwa 30 Prozent der Patienten treten Nebenwirkungen auf, am häufigsten Übelkeit und Erbrechen. Bei Kindern wird dieses wenn notwendig meist mit Domperidon behandelt (Garrick et al., 2009).

Weitere Nebenwirkungen sind: erhöhte Leberwerte, erkältungsähnliche Symptome, Gelenkschmerzen, Kopfschmerzen, Müdigkeit, Hautausschläge.

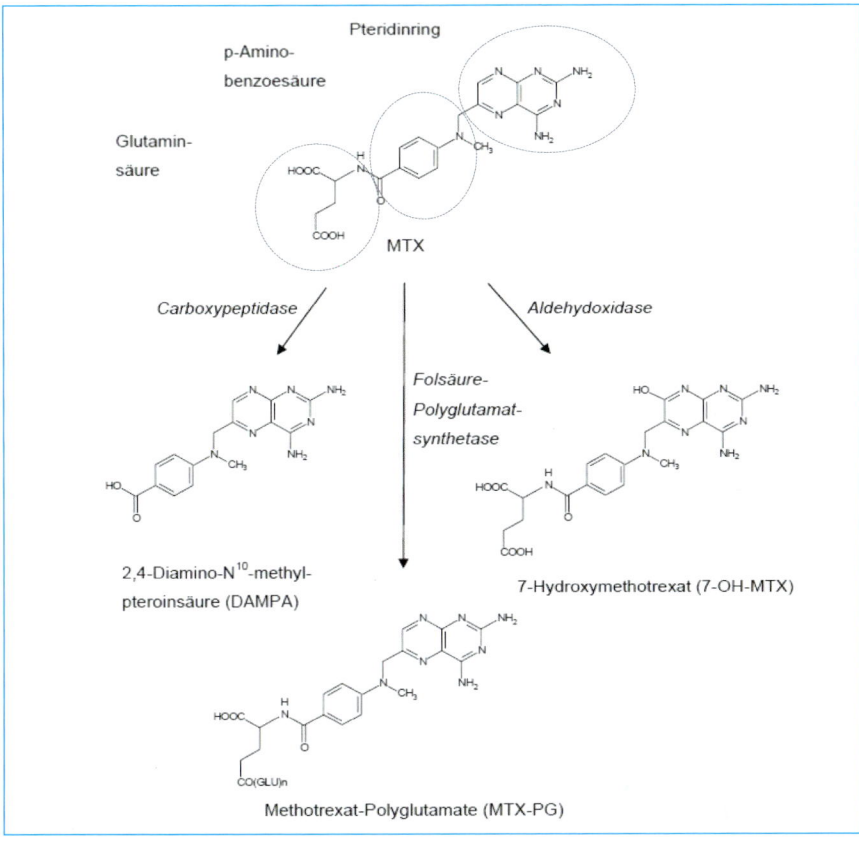

Abb. 10: Strukturkomponenten des MTX (4-Amino-4-desoxy-N10-methyl-folsäure) und intrazelluläre Stoffwechselprodukte (nach Becker, 2004)

Die tägliche, auch nur kurzzeitige Einnahme von MTX stellt einen intensivmedizinischen Notfall dar und kann letal enden. Die Statistik des Giftinformationszentrums Erfurt führt auch Anfragen zu MTX-Injektionen. Eine produktspezifische Injektionsschulung durch die Arztpraxis ist notwendig. Pharmazeutische Bedenken sollten geltend gemacht werden, wenn ein Austausch der Fertigspritze ohne vorherige Injektionsschulung erfolgen soll (Rabattverträge).

Interaktionen

Die Einnahme von Protonenpumpeninhibitoren (PPI) wie Omeprazol, Pantoprazol, Rabeprazol oder Lansoprazol erhöht die Konzentration des Methothrexats sowie seines aktiven Metaboliten 7-Hydroxymethothrexat und der Methotrexat-Polyglutamate durch Hemmung des BCR-Proteins, ein ABC-Transporter (ABCG2) im Tubulus-System der Niere. Sofern eine eindeutige PPI-Indikation besteht, ist die gleichzeitige Therapie mit Methotrexat bei entsprechenden Vorsichtsmaßnahmen (klinische Kontrolle, Blutbild) akzeptabel.

NSAR vermindern die Nierenfunktion und Ciprofloxacin den tubulären MTX-Transport.

Arzneimittel, die einen Folsäuremangel verursachen (Trimethoprim/Sulfamethoxazol, Sulfasalazin, Colestyramin), können die MTX-Toxizität erhöhen.

Monitoring

Vor und während der MTX-Therapie sind Blut-, Leber und Nierenwerte regelmäßig zu überprüfen. Da sich unter Methotrexat eine Leberzirrhose entwickeln kann, ist die Behandlung bei Erhöhung der Leberwerte über das Zwei- bis Dreifache der Norm abzubrechen.

Eine Analyse von deutschen Krankenkassen mit MTX-Verordnungen bei Rheuma zeigte eine nur unzureichende Labordiagnostik sowohl zum Therapiestart als auch nach den ersten 7 Therapietagen. Auch erhielt ein relevanter Anteil (27 %) keine Folsäure verordnet, obwohl dies auf Rezept möglich ist (Ausnahme AM-RL) (Chenot et al., 2015).

Fallbeispiel: Therapieeskalation im Rezidiv (Mann, 39 Jahre)

Morbus Crohn und Zustand nach Ileozökalresektion, im Alter von 25 Jahren Ileoascendostomie

Azathioprin-Therapieversuch wurde durch Nebenwirkungen beendet. Adalimumab wurde in der Applikationsfrequenz verkürzt (14 auf 10 Tage). Bei ausgeprägten Gelenkschmerzen wurde eine MTX-Therapie begonnen

DAUERMEDIKATION

Adalimumab (Humira 40 mg/0,8 ml Injektionslösung) 40 mg/0,8 ml s.c. Injektion 1 × 0,8 ml jd. 10. Tag

Methotrexat (Metex 50 mg/ml Injektionslösung 10 mg) 10 mg/0,2 ml s.c. Injektion 1 × 0,2 ml / Wo.

Folsäure (Folsan 5 mg) 5 mg 1-0-0 Tbl./d

Colestyramin (Colestyramin HEXAL 4 g Beutel) 4 g/9,5 g 1-0-0 ST/d

Mesalazin (Salofalk 500 mg) 500 mg 2-2-2 Tbl./d

Endofalk 3 mg 3 × 3/d

BEDARFSMEDIKATION

Eisen(III)-Ion (Ferinject 50 mg Eisen/ml 10 ml) 500 mg/10 ml

Kurz-Infusion, 1 × /d; ED 1 AMP

3.6   AMTS bei Calcineurinantagonisten

Ciclosporin und Tacrolimus beeinflussen Interleukin-2 und weitere abhängige Signalwege und führten zur Supression der T-Zellfunktion (siehe Abbildung 11). Sie sind bislang nicht für die Behandlung von CED zugelassen (Off-Label-Anwendung). Es stehen verschiedene Applikationswege zur Verfügung.

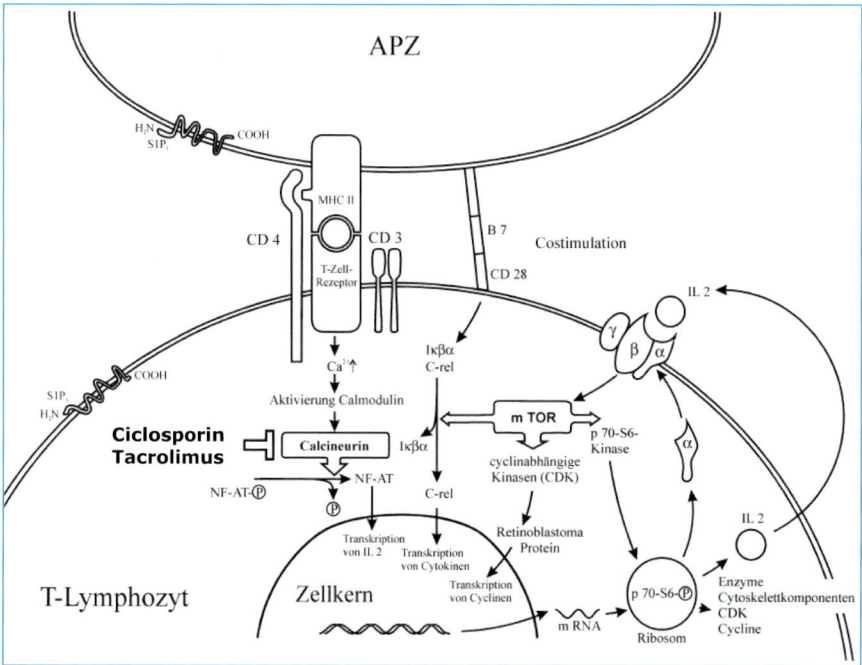

Abb. 11: Angriffspunkt der Calcineurin-Inhibitoren in der T-Zelle (APZ: Antigen-präsentierende Zelle)

Ciclosporin wird meist parenteral appliziert, kann aber auch oral über einen Zeitraum von 3 bis 6 Monaten eingenommen werden. Die Dosis wird anhand der Serum-Talspiegel angepasst. Eine mukosale Heilung ist möglich. Nach Beendigung der Therapie kommt es rasch wieder zu einer Verschlechterung.

Nebenwirkungen

Wichtige Nebenwirkungen sind arterielle Hypertonie, opportunistische Infektionen, Nephrotoxizität, Hypertrichose und neurologische Störungen.

Tacrolimus

Am häufigsten finden sich Studiendaten/Fallserien zur systemischen Gabe (i.v., oral). Die Absorption und damit Bioverfügbarkeit aus dem Darm ist hoch. Zum

Therapiemanagement gehören unbedingt Blutspiegelkontrollen sowie die Überwachung der Nierenfunktion (Nephrotoxizität).

Weiterhin kann Tacrolimus topisch als Zäpfchen oder Klistier in Einzelfällen als Individualrezeptur bei distalem Befall verabreicht werden. Somit ist die Frage nach dem optimalen Applikationsweg nicht von der Hand zu weisen (Matsuoka et al., 2015). Die rektale Applikation von 3 ml (0.5 mg/ml) erfolgte in einer kleinen Studie bei Proktitis (Lawrance et al., 2017). Bei der Herstellung sind allgemeine Hinweise im DAC/NRF zu Klistieren (Kapitel I.12) enthalten. Die Suspension ist vor der Anwendung zu schütteln.

Nebenwirkungen

Studien mit systemischem Einsatz von Tacrolimus zeigen eine gute Verträglichkeit. Vermutlich liegt dies an der guten Steuerbarkeit durch TDM. Die häufigsten Nebenwirkungen sind Tremor (31 %), Parästhesien (26 %) und Kopfschmerzen (21 %). Reversible Nierenfunktionsstörungen hatten 16 Prozent (McSharry et al., 2011). Zum Nebenwirkungsprofil bei topischer Applikation ist bisher wenig bekannt (McSharry et al., 2011).

Monitoring bei Calcineurinantagonisten

Die wichtigsten Kontrollen sind der Blutspiegel (Talspiegel: Ciclosporin 250–400 µg/l; Tacrolimus 4–8 ng/ml) und die Nierenfunktion.

3.7   AMTS von Antibiotika bei CED

Die Bedeutung des Einsatzes von verschiedenen Antibiotika ist noch nicht abschließend geklärt. Zu klein sind die untersuchten Populationen und zu verschieden auch die Studienlängen. Dennoch ist gerade vor dem Hintergrund wachsender Resistenzen die optimale CED-Indikation zu finden (Nitzan et al., 2016).

Bei bakterieller Entzündung von Fisteln und Abszessen im Bereich des Afters sind Antibiotika die Mittel der Wahl. Es kommt jedoch nur selten zur Fistelausheilung.

Metronidazol und Ciprofloxacin sind effektiv, scheiden aber für eine Langzeittherapie aus. Bereits bei kurzfristigem Einsatz treten Nebenwirkungen auf:
Metronidazol – Übelkeit, metallischer Geschmack, ausgeprägte Alkoholunverträglichkeit, Ciprofloxacin – Sehnenentzündung und Achillessehnenruptur.

3.8   AMTS bei rektaler Applikation

Für die topische Therapie gibt es zahlreiche Wirkstoffe und Darreichungsformen. Die Wahl der jeweiligen Darreichungsform bestimmt die bei optimaler Anwendung maximal mögliche distale Erreichbarkeit der Darmschleimhaut (siehe Abbildung 12). Die besten Ergebnisse werden erzielt, wenn der Darm vor Anwendung entleert ist und das Arzneimittel über Nacht einwirken kann. Adhärenzdefizite bestehen vor allem bei jüngeren Patienten, vor allem zwischen dem 7. und 17. Lebensjahr (Däbritz et al., 2017).

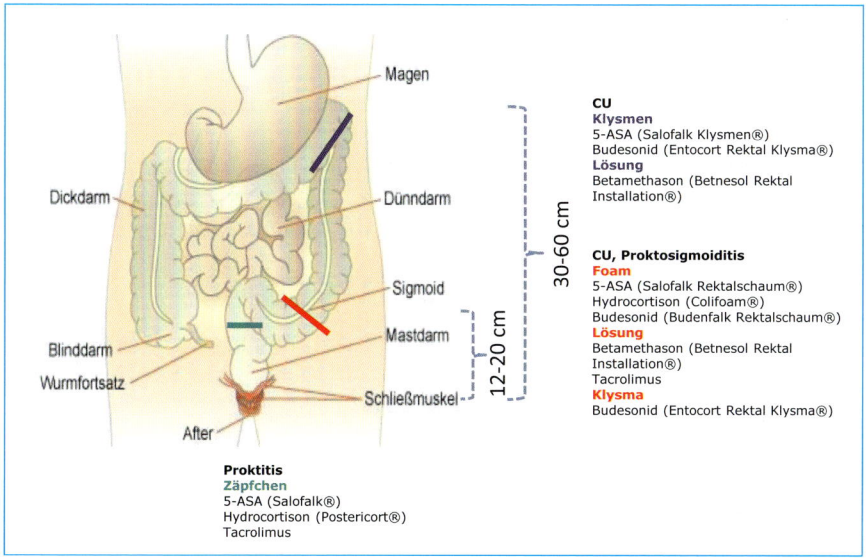

Abb. 12: Eindringtiefe der rektalen Applikation bei optimaler Handhabung

Bei der rektalen Anwendung von Medikamenten bei CED ist neben einer richtigen Aufbewahrung die korrekte Anwendungstechnik entscheidend (Frei & Rogler, 2017).

Nachfolgend sind die wichtigsten Hinweise für den Patienten je nach Applikationsform zusammengefasst:

AMTS-Hinweise für eine richtige Anwendung von Zäpfchen

1. Zäpfchen nicht über 25 Grad lagern – bei höheren Temperaturen in den Kühlschrank.
2. Das Zäpfchen ist erst direkt vor der Anwendung aus der Packung zu entnehmen.
3. Das Zäpfchen vorsichtig aus der Verpackung lösen (nicht drücken).
4. Ein geschmolzenes Zäpfchen nicht mehr anwenden.

5. Das Zäpfchen in entspannter Seitenlage mit der stumpfen Seite voran tief in den After einführen.
6. Rutscht das Zäpfchen zurück, dann erneut einführen.

AMTS-Hinweise für eine richtige Anwendung von Schäumen

1. Die Behälter stehen unter Druck. Eine Erwärmung über 50 Grad z. B. durch direkte Sonneneinstrahlung vermeiden. Nicht im Kühlschrank aufbewahren.
2. Vor Anwendung Sprühdose kräftig schütteln (20 Sekunden) und senkrecht nach unten halten.
3. Die Applikation erfolgt in Linksseiten- oder Bauchlage. Der Applikator (Salofalk Rektalschaum) oder vorher gefüllter Einmalapplikator (Colifoam Rektalschaum) wird tief in den After eingeführt.
4. Den Pumpknopf ganz eindrücken und dann langsam loslassen. Der Schaum entweicht beim Loslassen des Pumpkopfes.
5. Erst nach 10–15 Sekunden den Applikator aus dem Darm vollständig herausziehen.
6. Noch ca. 30 Minuten in der Linksseiten- oder Bauchlage verbleiben.

AMTS-Hinweise für eine richtige Anwendung von Klysmen

1. Vor der Anwendung sind die Klysmen gut zu schütteln (ca. 30 Sekunden). Die Suspension wird so gut durchmischt.
2. Schutzkappe entfernen und Flasche senkrecht halten.
3. Die Applikation erfolgt in Linksseiten- oder Bauchlage. Die mit Gleitfilm überzogene Applikatorspritze tief in den After einführen.
4. Die Flasche leicht nach unten neigen und dann langsam und gleichmäßig zusammen drücken.
5. Wenn die Flasche leer ist, Applikator langsam herausziehen.
6. Noch ca. 30 Minuten in der Linksseiten- oder Bauchlage verbleiben.

4. Biologische Therapien (Biologika = Antikörper)

Monoklonale Antikörper sind in der Behandlung chronisch entzündlicher Darmerkrankungen sehr effektiv. Dabei stehen verschiedene proinflammatorische Zytokine im Fokus. Zu den prominentesten Vertretern für das intestinale Entzündungsgeschehen zählen TNF-alpha und Interleukine (IL6, IL-12, IL-23), die von Monozyten und Makrophagen produziert werden.

Die Wahl des Wirkmechanismus für die First-line biologische Behandlung bei Morbus Crohn ist derzeit von großem Interesse. Da head-to-head Daten fehlen, besteht die Therapieentscheidung aus einer Kombination von klinischen Zeichen und

Patientenpräferenzen (Dart et al., 2017). Doch gerade diese Patientenaspekte werden zu selten bei der Biologika-Initiierung berücksichtigt und sind abhängig von der Therapieaufklärung (Kariburyo et al., 2017).

In Tabelle 12 sind die zugelassenen Arzneistoffe zusammengefasst. Die meisten Daten und Erfahrungen bestehen mit Infliximab, dem »ältesten« monoklonalen Antikörper bei CED.

Tab. 12: Überblick der Biologika bei moderater bis schwerer CED

	Infliximab (Remicade®, Remsima®, Inflectra®, Flixabi®)	**Adalimumab** (Humira®, Imraldi®)	**Golimumab** (Simponi®)	**Ustekinumab** (Stelara®)	**Vedolizumab** (Entyvio®)
Angriffspunkt	TNF-alpha			IL-12/23p40	α4β7-Integrin
Molekül-struktur	chimärer, human-muriner MAB	humaner MAB	humaner MAB	humaner MAB	Humanisierter MAB
CED-Indikation(en)	Morbus Crohn, Colitis ulcerosa	Morbus Crohn, Colitis ulcerosa	Colitis ulcerosa	Morbus Crohn	Morbus Crohn, Colitis ulcerosa
CED-Indikation(en) bei Kindern und Jugendlichen	Morbus Crohn, Colitis ulcerosa (ab 6 Jahren)	Morbus Crohn (ab 6 Jahren)	–	–	–
CED-Zulassung	08/1999 (Remicade)	09/2003	06/2014	11/2016	05/2014
Dosierung	5 mg/kg KG	**Erwachsene** MC: 160/80/40 CU: 160/80/40 **Kinder** < 40 kg KG: 40/20/20 > 40 kg KG: 80/40/40	initial 200 mg, dann 100 mg und 50 mg (< 80 kg KG) bis 100 mg (≥ 80 kg KG)	i.v.: etwa 6 mg/kg KG s.c.: 90 mg	300 mg
Art der Verabreichung	intravenöse Infusion	subkutane Injektion	subkutane Injektion	Intravenöse Infusion, subkutane Injektion	Intravenöse Infusion
Frequenz	initial: Infusionen in Woche 0, 2 und 6, danach alle 8 Wochen	Injektion in Woche 0 und 2, danach alle 2 Wochen	Injektion in Woche 0 und 2, danach alle 4 Wochen	initial: Infusion, nach 8 Wochen s.c. Injektion alle 8-12 Wochen	initial: Infusionen in Woche 0, 2 und 6, danach alle 8 Wochen
Trägerlösung	0,9 % NaCl	–	–	0,9 % NaCl	0,9 % NaCl
Applikations-volumen (ml)	250 ml	0,4 (40 mg)	0,5 (s.c)	Endvolumen 250 (i.v.) 1,0 (s.c.)	255 ml

	Infliximab (Remicade®, Remsima®, Inflectra®, Flixabi®)	Adalimumab (Humira®, Imraldi®)	Golimumab (Simponi®)	Ustekinumab (Stelara®)	Vedolizumab (Entyvio®)
Infusionszeit	naive: 2 h (2–3 Infusionen) mind 2 h	–	–	mind. 60 min	30 min
Therapeutische Talspiegel (µg/ml)	> 3 bis 7 (10)	> 8 (bis 12)	> 2,5 [Woche 6] > 1,4 [Erhaltung]	> 4,5	? (> 15)
Halbwertszeit (in Tagen)	8 bis 9,5	14	14	21	3
Lagerung	Kühlschrank	Kühlschrank	Kühlschrank	Kühlschrank	Kühlschrank
Anwendungsfehler	Schütteln beim Auflösen Endvolumen Infusionszeit (> 6 mg/kg/KG keine Zeitverkürzung)	bei fehlender Schulung möglich (Fertigspritze, Pen)	Erhaltungsdosis (Verabreichung der richtigen Stärke: Verwechslung 50 mg, 100 mg)	Endvolumen	Trägerlösung
Patienteninformation	Hinweiskarte			Schulungsmaterial	Hinweiskarte

4.1   AMTS bei TNF-alpha-Inhibitoren

Die Immunmodulation und damit klinische Wirksamkeit scheint von der Apoptose-Induktion (Monozyten, Lymphozyten) abzuhängen und könnte das unterschiedliche Ansprechen der verschiedenen Wirkstoffe erklären. Insgesamt lassen sich die positiven Effekte der Anti-TNF-alpha-Therapie bei weniger als der Hälfte der Patienten über ein Jahr aufrechterhalten. Dieser eingeschränkten Effektivität steht das immunologische Nebenwirkungspotenzial (Infektionen) gegenüber. Die Gründe für einen Effektivitätsverlust und deren Mechanismen sind vielschichtig: immunologisch (Anti-Drug-Antikörper), erhöhte Arzneimittelclearance (nicht-immunologisch), alternative inflammatorische Pathways, Nicht-inflammatorische Komplikationen (z. B. Strikturen) und gleichzeitige Infektionen (z. B. Clostridium difficile oder Cytomegalievirus) (Moss, 2015).

Biologika werden meist mit anderen Immunsuppressiva kombiniert. Das erhöht das Risiko für opportunistische Infekte zusätzlich. Die Kombination verringert aber die Antikörperbildung gegen die Biopharmazeutika. Eine dauerhafte Kombination mit Azathioprin oder Methotrexat ist jedoch nicht empfehlenswert. Wann also mit welchem Arzneimittel aufhören (Exit-Strategie)? Die Ergebnisse der STORI-Studie (»Stop infliximab in patients with Crohn's disease«) mit 115 Patienten zeigen, dass nach Absetzen des Biologikums Infliximab nach einer mindestens einjährigen Remission in der Kombination noch 60 % in Remission bleiben. Bei einem Rückfall innerhalb von 6 Monaten konnte dieser mit der erneuten Gabe von Infliximab erfolgreich (98 %) behandelt werden (Louis et al., 2012).

Dosierung der Antikörper

Ebenfalls sehr komplex ist die Dosierung sowie die individuelle Dosisoptimierung. Bei den Biologika gibt es Empfehlungen zur Anpassung an das Körpergewicht (mg/kg KG) oder eine »Flat-Dosis« (eine Stärke für alle Patienten). Beide Konzepte haben jeweils Nachteile.

Patienten mit schwerer Colitis ulcerosa benötigen im Vergleich zu Patienten mit Morbus Crohn eine höhere Arzneimitteldosis. Als Gründe dafür werden die höhere Inflammation, geringere Serum-Albuminkonzentrationen und Proteinverlust genannt. Im Rahmen der Pharmakokinetik der Anti-TNF-alpha-Hemmer spielt das Körpergewicht des Patienten die größte Rolle. Schwere Patienten produzieren im Fettgewebe mehr proinflammatorische Zytokine und haben mehr Blutvolumen (Ungar et al., 2016). Weitere Variablen mit Einfluss auf den Blutspiegel sind in Abbildung 13 dargestellt.

Höheres Lebensalter, Leber- oder Nierenfunktionsstörungen haben keinen Einfluss auf die Kinetik der TNF-Blocker. Eine Dosisanpassung ist nicht notwendig. Bei jüngeren Kindern sind die Serumkonzentrationen niedriger als bei Erwachsenen.

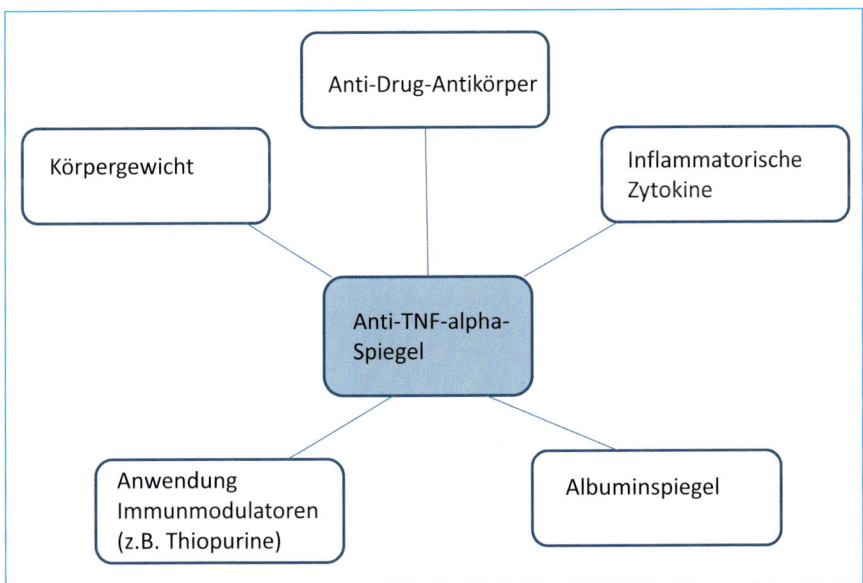

Abb. 13: Faktoren mit Einfluss auf den Blutspiegel von TNF-Alpha-Inhibitoren (Yarur et al., 2014).

Drug-Monitoring (TDM)

Der Nutzen einer Talspiegelbestimmung im Blut liegt nicht nur in der Überprüfung bei Therapieversagen, sondern kann auch bei folgenden Aspekten sinnvoll sein:
- Adhärenzüberprüfung
- Evaluation von Infusionsreaktionen
- Wiederaufnahme von Infliximab nach längerer Therapieunterbrechung

Die meisten Untersuchungen zum klinischen Stellenwert von TDM bei chronisch entzündlichen Darmerkrankungen liegen für Infliximab und Adalimumab mit Vorschlägen für ein »therapeutisches Fenster« (Khanna et al., 2013; Ungar et al., 2016). Labore geben für diese Biologika entsprechende Einordnungen ebenfalls vor (subtherapeutisch, therapeutisch, supratherapeutisch). Auch bei Golimumab, Vedolizumab und Ustekinumab sind talspiegelabhängige Wirksamkeiten analysiert (Vande Casteele & Khanna, 2017; Battat et al., 2017).

Ein therapeutisches Drug-Monitoring steht zunehmend im Fokus des Therapiemanagements bei primärem oder sekundärem Wirkverlust. Ein gewisser Tal-Blutspiegel ist für das therapeutische Ziel des klinischen Ansprechens (Response) und der Remissionserhaltung (klinische Response) der Biologika notwendig.

Neben dem Wirkstoffspiegel (MS) im Blut sind Antidrug-Antikörper (ADA) in die Effektivitätsbewertung und Therapieoptimierung einzubeziehen. Die Höhe des Titers korreliert mit dem Wirkverlust in der klinischen Praxis. Es fehlen bisher jedoch cut-off-Werte für ADA-Titer (Vande Casteele & Khanna, 2017).

In einer retrospektiven Analyse von 40 Patienten (Infliximab: 31; Adalimumab: 14) wurden 45 Laborbestimmungen (43 Talspiegel, 45 ADA) durchgeführt (Esters et al., 2017):
- durchschnittliche Talspiegel Infliximab 8,17 µg/ml und Adalimumab 10,6 µg/ml
- ADA Infliximab 22,6 % und Adalimumab 7,1 %
- Therapieänderungen Infliximab 68 % und Adalimumab 43 %

Damit profitieren vor allem Patienten mit Infliximab von einer Laborbestimmung.

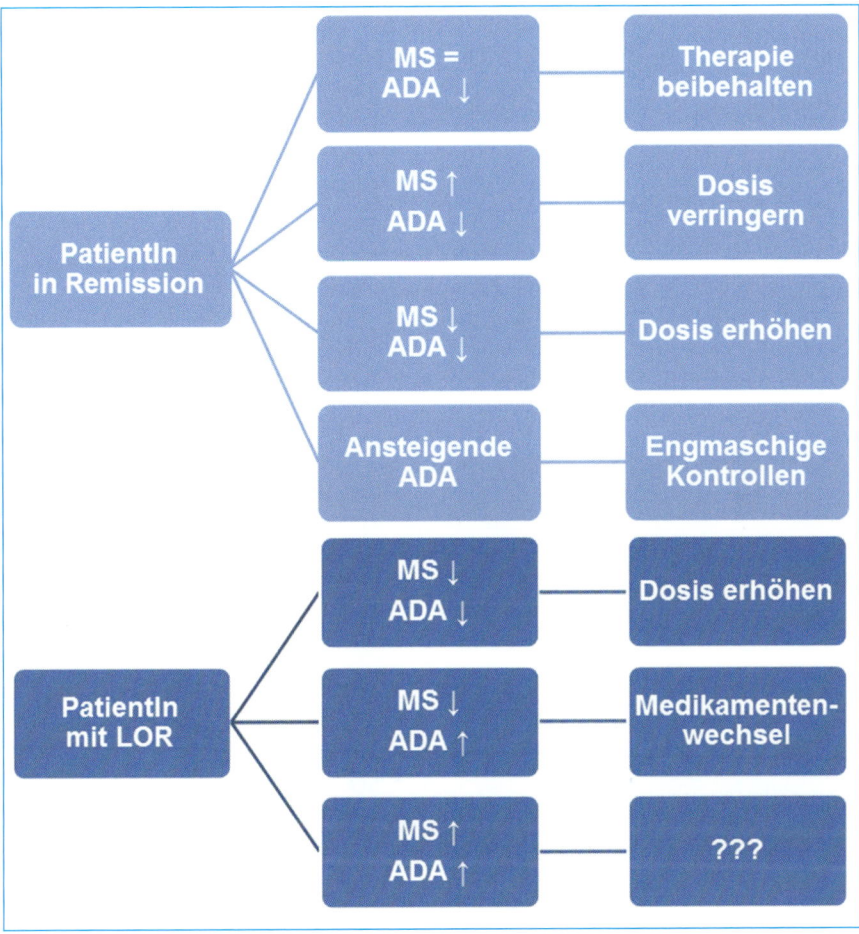

Abb. 14: Therapiealgorithmus für die Antikörpertherapie bei CED (Loss of Response (LOR), Medikamentenspiegel (MS), Anti-Drug-Antikörper (ADA)) (Kelz, 2015).

4.2 AMTS bei Nicht-TNF-alpha-Inhibitoren

Für die CED-Behandlung sind Therapeutika mit anderen pharmakologischen Zielstrukturen gegen die Entzündung zugelassen.

Integrinantagonist

Vedolizumab (Entyvio®) ist ein darmselektiver Integrinantagonist ($\alpha 4\beta 7$), der die Leukozytenmigration in die Entzündungsherde hemmt. Bei einer Entzündung findet die Überwindung der physikalischen Darmbarriere über eine Kaskade statt, die in folgenden Schritten abläuft:

- Einfangen der Leukozyten
- Rollen
- Aktivierung von Integrinen
- Adhäsion
- Diapedese (Transmigration)

Vedolizumab bindet an die heterodimären transmembranständigen Rezeptoren. Damit wird die Aktivierung der Integrine verhindert (siehe Abbildung 15). Die Wirkung der Infusion setzt meist nach vier bis acht Wochen ein, sodass im akuten Schub oft ein zweiter Immunmodulator notwendig ist. Eine mukosale Heilung ist möglich. Die Patienten sind während/nach der Applikation adäquat zu überwachen.

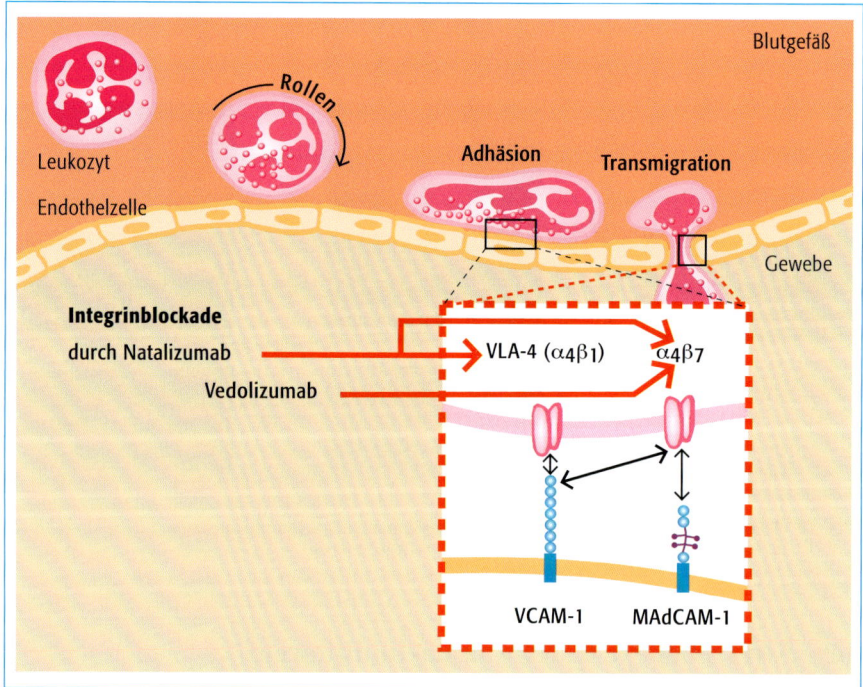

Abb. 15: Angriffspunkte der Integrin-Hemmer in der Lymphozytenwanderung aus der Blutbahn in das entzündete (Darm-)Gewebe (Bendas, 2016)

Patienten mit niedrigeren CRP-Spiegeln (< 5 mg/l) und höheren Hämoglobinspiegeln (> 12 g/dl) haben signifikant höhere Plasma-Talspiegel (ca. 35 µg/ml) und damit ein besseres klinisches Ansprechen. Komedikation (Prednisolon, Azathioprin, MTX) hat keinen Einfluss auf den Vedolizumab-Talspiegel (Schulze et al., 2017). Die potenziellen Nebenwirkungen und die Kontraindikationen entsprechen im Wesentlichen denen der TNF-alpha-Blocker. Wichtig ist eine erhöhte Aufmerksamkeit für neurologische Auffälligkeiten, auch wenn unter Vedolizumab keine progressive multifokale Leukenzephalopathie (PML) beobachtet wurde, wie sie unter nicht darmselektiven Integrinantagonisten (Natalizumab) beschrieben ist.

Interleukin-12/23-Antikörper

Ustekinumab (Stelara®) ist ein humaner, rekombinanter Antikörper und bindet mit hoher Affinität und Spezifität an eine gemeinsame Untereinheit (p40) von Interleukin 12 und Interleukin 23. Dieses Wirkprinzip wird seit 2009 schon genutzt zur Behandlung der Psoriasis vulgaris und später auch zur Psoriasis-Arthritis. In diesen beiden Indikationen ist die Langzeitanwendung als sicher eingestuft. Die Verträglichkeit von Ustekinumab im Studienprogramm zu Morbus Crohn war ebenfalls gut. Es wurden keine Hinweise auf eine vermehrte Rate von Infektionen oder Krebserkrankungen gefunden. Dies schließt allerdings nicht aus, dass das Risiko langfristig erhöht ist. Die Fachinformation enthält den Hinweis, dass Ustekinumab unter Umständen das Risiko von Infektionen erhöht oder latente Infektionen reaktiviert.

Im Management ist zunächst erst eine Infusion (250 ml Beutel) körpergewichtsadaptiert (6 mg/kg KG) notwendig, ehe der Patient dann ab der 2. Applikation 8 Wochen später die Therapie als Fertigspritze (s.c.) mit 90 mg selbst anwendet. Reaktionen an der Einstichstelle sind möglich.

Die geringeren Injektionsfrequenzen könnten sich auf die Therapieadhärenz positiv auswirken. Das müssen Registerstudien aber noch zeigen.

CED stellt eine nicht seltene Komorbidität bei Psoriasis dar. Mit Ustekinumab sind entzündliche Erkrankungen behandelbar mit dem Vorteil, auftretende psoriasiforme Hautreaktionen bei TNF-alpha-Inhibitoren (ca. 5 % der Patienten) zu vermeiden und nach Umstellung auch zu verbessern (Tillack et al., 2014).

4.3 Patientenpass

Im Patientenpass (siehe Abbildung 16 und 17) finden sich insbesondere Angaben zu Infektionen (vor allem Termin der letzten Untersuchung auf Tuberkulose) und Herzinsuffizienz, aber auch Termine der Behandlung sowie Name von Patient und Arzt. Der Apotheker sollte unterstützend beraten, besonders bezüglich der Früherkennung von Symptomen einer Infektion oder Herzinsuffizienz.

Wenn Sie mit einer neuen Karte beginnen, bewahren Sie diese Karte bitte als Referenz für 4 Monate ab diesem Datum auf.

Patient: ....

Arzt: ....

Tel.-Nr.: ....

Beginn der Therapie mit Remsima:

....

Datum der letzten Infusionen:

....

Bitte bringen Sie zu jedem Arztbesuch unbedingt eine vollständige Liste aller von Ihnen angewendeten Medikamente mit.

Liste anderer Medikamente:

....

....

Liste der Allergien:

....

....

Bitten Sie Ihren Arzt, die Art und das Datum der letzten Untersuchung(en) auf Tuberkulose (Tbc) unten zu dokumentieren:

Test: ....

Datum: ....

Ergebnis: ....

Hinweiskarte für Patienten

Remsima™
Infliximab

○○ HEALTHCARE
●CELLTRION™
LM107207 - PA001

Zeigen Sie diese Karte jedem Arzt, bei dem Sie in Behandlung sind.

Diese Hinweiskarte enthält wichtige Sicherheitsinformationen, die Sie vor und während der Behandlung mit Remsima kennen müssen.

Es ist wichtig, dass Sie und Ihr Arzt den Markennamen und die Chargennummer Ihres Arzneimittels vermerken.

Tragen Sie diese Karte bitte während der vier Monate nach Ihrer letzten Anwendung von Remsima ständig bei sich. Nebenwirkungen können auch noch längere Zeit nach der letzten Anwendung auftreten.

Bitte lesen Sie die Packungsbeilage für Remsima sorgfältig durch, bevor Sie mit der Anwendung dieses Arzneimittels beginnen.

| **Infektionen** |

Vor der Behandlung mit Remsima

• Teilen Sie Ihrem Arzt mit, wenn Sie eine Infektion haben, auch wenn es eine sehr leichte ist.

• Es ist sehr wichtig, dass Sie es Ihrem Arzt mitteilen, wenn Sie jemals eine Tuberkulose hatten oder wenn Sie in engem Kontakt mit jemandem standen, der eine Tuberkulose hatte. Ihr Arzt wird testen, ob Sie Tuberkulose haben. Bitten Sie Ihren Arzt, die Art und das Datum der letzten Untersuchung(en) auf Tuberkulose (Tbc) auf der Karte zu dokumentieren.

• Teilen Sie Ihrem Arzt mit, wenn Sie Hepatitis B haben oder wissen oder vermuten, dass Sie Träger des Hepatitis-B-Virus sind.

Während der Behandlung mit Remsima

• Teilen Sie Ihrem Arzt sofort mit, wenn bei Ihnen Anzeichen einer Infektion auftreten. Anzeichen können Fieber, Gefühl von Müdigkeit, (anhaltender) Husten, Kurzatmigkeit, Gewichtsverlust, nächtliches Schwitzen, Durchfall, Wunden, Zahnprobleme, ein brennendes Gefühl beim Wasser lassen oder „grippeähnliche" Zeichen sein.

| **Herzinsuffizienz** |

Vor der Behandlung mit Remsima

• Teilen Sie Ihrem Arzt mit, wenn Sie irgendwelche Herzprobleme wie z. B. leichte Herzinsuffizienz haben.

Während der Behandlung mit Remsima

• Teilen Sie Ihrem Arzt sofort mit, wenn Sie Anzeichen eines Herzproblems bemerken (Anzeichen können Atemnot, Schwellung der Füße oder Veränderungen Ihres Herzschlags sein)

19555

Abb. 16: Aufbau und Inhalt eines Patientenpasses für die Infliximab-Therapie zur Erhöhung der Arzneimitteltherapiesicherheit

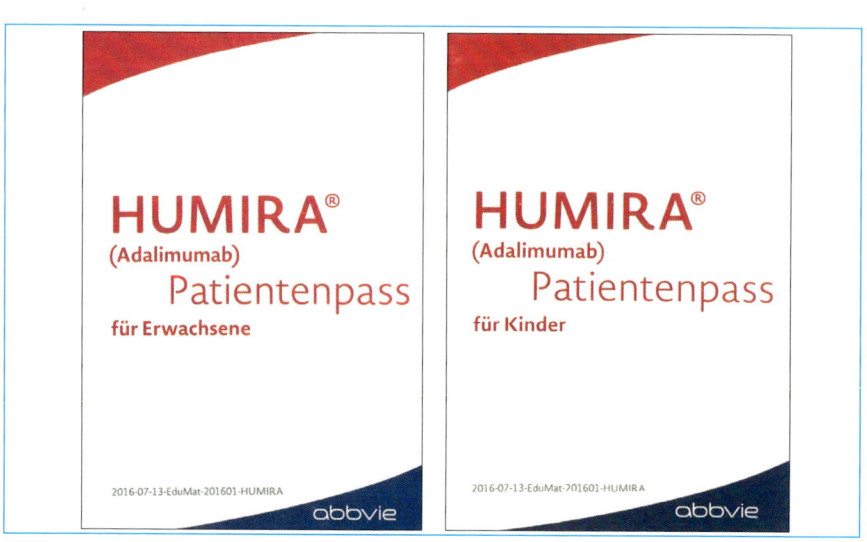

Abb. 17: Frontcover für Humira-Patientenpass je nach Erkrankungsalter

Merke: Antikörpergaben nach Körpergewicht (mg/kg KG) führen bei leichten Patienten zu Unterdosierungen, während dies dann bei der »Flat-Dosis« bei schweren Patienten der Fall sein kann. Für die Therapieoptimierung haben auch die Bestimmung von Anti-Drug-Antikörpern, Arzneistoffmetabolite und die Dynamik von Biomarkern (Calprotektion) einen wichtigen Stellenwert. Das trifft bei der Behandlung von Kindern wie Erwachsenen zu.

Fokus der Apotheke: Kommt es zu einer Krankheitsverschlechterung, ändert sich die bestehende Medikation. Neben einem Therapiewechsel sind auch Dosisanpassungen oder Intervallverkürzungen möglich.

Bei Abgabe in der Apotheke ist darauf hinzuweisen, dass Schwindel und Sehstörungen auftreten können

Fallbeispiel (männlich, 32 Jahre, 1,85 m)

Erstdiagnose Morbus Crohn mit 30 Jahren im August 2015, perianale Fistel mit perianalen Abszessen und beidseits perirektalen Abszessen, makroskopisch entzündlichen Veränderungen im Bereich des Zökums der Ileozökalklappe und des Colon ascendens, Erosionen im Magen

Abszessdrainage (zweimal)
Mesalazin 1 g (Salofalk Granu Stix) 1-1-1
Cotrim forte 1-1-1
Pantoprazol 40 mg 1-0-1
Fortimel 200 ml 1-1-1
Folsäure 5 mg 1-0-0
Movicol Beutel 1-0-0

Hypochrome, microzytäre Anämie: Gabe von Ferrinject (Allergie)

Laborwerte:

Bezeichnung	Ref.-Bereich	Einheit	25.8.15 14:22	1.9.15 07:00	7.9.15 07:00
Hämoglobin	8.7–10.9	mmol/1	7.03 ↓	7.00 ↓	7.50 ↓
Hk	0.41–0.53		0.36 ↓	0.35 ↓	0.38 ↓
Erythrozyten	4.5–5.9	Tpt/l	4.67	4.45 ↓	4.74
MCH	1.7–2.1	fmol/l	1.51 ↓	1.57 ↓	1.58 ↓
MCV	82.5–97.6	fl	77.7 ↓	78.9 ↓	79.4 ↓
MCHC	18.5–21.5	mmol/1	19.4	19.9	19.9
RDW	11.1–15	%	15.3 ↑	16.2 ↑	16.6 ↑
Leukozyten	3.8–10	Gpt/1	5.46	5.34	6.72
Thrombozyten	140–440	Gpt/1	275	198	260
Natrium	135–145	mmol/1	143.0	141.0	
Kalium	3.50–5.30	mmol/l	4.22	4.23	4.45
Kreatinin	< 115	μmol/l	74	61	66
GfR-MayoKlin	80–140	ml/min/KOs	142	142	142
CRP, quant.	< 8.2	mg/1	74.4 ↑	81.7 ↑	66.0 ↑

Quantiferon-TB: negativ
Impfstatus: Impfung komplettiert gegen Pneumokokken und Hepatitis B
08.09.15 Infliximab (5 mg Kg/KG) bei 105 kg = 500 mg

Infliximab-Monitoring (20.05.16/26.08.16/27.12.16)
MS (µg/ml): 14,65/1,73/7,83
ADA (AU/ml): 2,2/12,0/2,1

Steigerung der Infliximabdosierung nach Antikörpernachweis im Oktober 2016 auf
10 mgk/kg KG (115 kg = 1100 mg)
AMTS: unterstützende enterale Ernährung, orale Eisensubstitution durch Entzündung
(CRP-Spiegel) nicht effektiv, daher Injektion; durch Fistelung orale 5-ASA, testgerechte
Antibiose durch analen Wunddefekt

AMTS: Dosisanpassungen durch die inflammatorische Last und Hypoalbuminämie mit
Spiegelbestimmung (TDM) sind nicht selten. Auch ein Wechsel des Biologikums kann
notwendig sein.

5. AMTS von Colestyramin und Colesevelam bei CED

Bei Morbus Crohn ist nach Resektion des terminalen Ileums (50–70 cm) die Rück-
resorption der Gallensäuren (enterohepatischer Kreislauf) nicht mehr möglich und
führt zum sogenannten Gallensäureverlustsyndrom. Es treten häufig Durchfälle
(chologene Diarrhoe) auf, die auch fettig sein können (Steatorrhö).

Hier ist die Therapie mit »Gallensäurebindern« indiziert. Die Zahl der Durchfälle reduziert sich. Jedoch kann auch die Gabe von Colestyramin die Steatorrhö
verstärken.

Das Makromolekül Colestyramin ist ein stark basischer, nicht resorbierbarer Ani-
onenaustauscher und besteht auch aus vielen Vinylbenzolmonomeren. Das quartäre
Ammonium ist an Chlorid-Anionen gebunden (siehe Abbildung 18). Die Anionen
werden gegen Gallensäuren ausgetauscht. Colestyramin besitzt im Gastrointestinaltrakt eine hohe Affinität zu Gallensäuren. Die Verbindung aus Colestyramin und
den Gallensäuren kann im Darm dadurch kaum mehr aufgelöst werden. Da die Co-
lestyramin-Polymere sehr viele Gallensäure-Moleküle binden und das Makromolekül noch größer wird, kann das Colestyramin-Gallensäuren-Molekül nicht wieder
resorbiert werden und wird durch die Fäzes ausgeschieden. Ein Teil der Wirksamkeit bei Kurzdarmsymptomatik wird auch der Bindungskapazität für bakterielle To-
xine zugeschrieben.

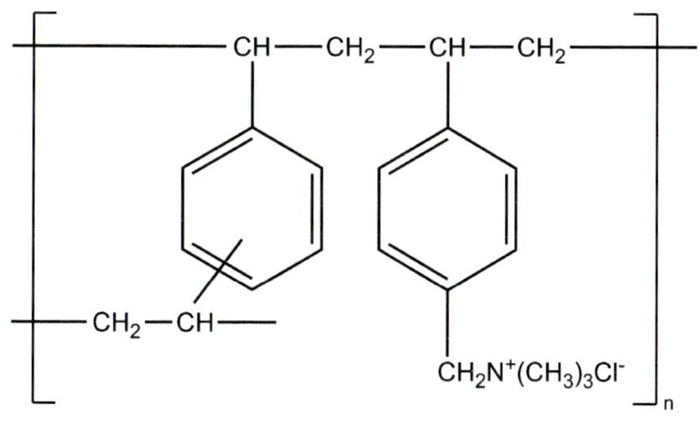

Abb. 18: Struktur von Colestyramin

Als Alternative bei Unverträglichkeiten auf Colestyramin kann Colesevelam (Cholestagel®) eingesetzt werden, ebenfalls ein nicht absorbierbares Polymer (siehe Abbildung 19). Es hat jedoch den Vorteil der besseren Adhärenz, da es oral als Tablette einzunehmen ist (Beigel et al., 2014). Es handelt sich dabei aber um ein Off-Label-use.

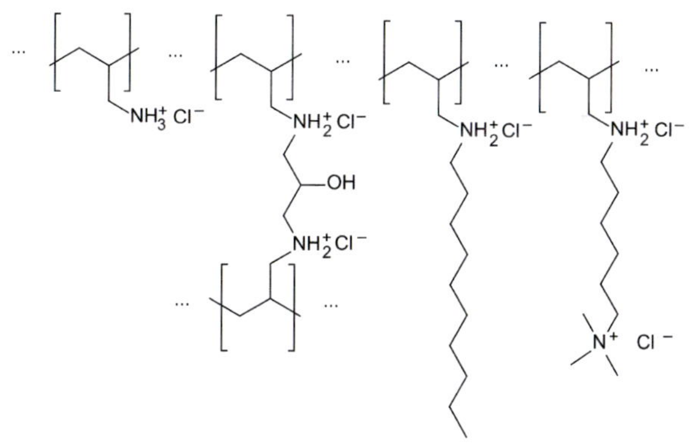

Abb. 19: Struktur von Colesevelam

Man sollte die Polymere mit viel Flüssigkeit zu den Hauptmahlzeiten einnehmen. Bei Colestyramin ist die Pulvermenge in 200 ml Flüssigkeit einzurühren – es bildet sich eine Suspension. Anstelle von Wasser sind auch andere Getränke, Suppen oder saftreiches Kompott möglich. Alternativ kann Colestyramin auch als Kautablette (Lipocol Merz®) eingenommen werden.

Nebenwirkungen

Es treten bei der Einnahme der Polymere gastrointestinale Probleme auf: Verstopfung, Übelkeit, Völlegefühl, Sodbrennen, Verdauungsstörungen, Brechreiz, Blähungen und Durchfälle.

Interaktionen

Arzneistoffe, die dem enterohepatischen Kreislauf unterliegen, sind auch bei zeitlich versetzter Einnahme (2 h Abstand) in ihrer Pharmakokinetik durch Colestyramin beeinflussbar, sofern sie eine nennenswerte Affinität zu den Polymeren aufweisen. Die Blutspiegel dieser Arzneistoffe sind dann verringert.

Problematisch sind Absorptionseffekte u. a. bei fettlöslichen Vitaminen, Folsäure und Mineralien (70 % beim Eisen) am Polymer.

6. Managementaspekte bei Anämie

Eine Eisenmangelanämie ist bei Patienten mit entzündlicher Darmerkrankung weit verbreitet (ambulant: 20 Prozent; stationär: 70 Prozent). Eine Anämie (siehe Tabelle 13) wird durch verschiedene Ursachen ausgelöst:

- Eisenmangel (unzureichende Zufuhr und schlechte Eisenresorption aus der Nahrung, intestinaler Blutverlust)
- Entzündungsaktivität (reduzierte Eisenzirkulation, gehemmte Eisenfreisetzung, verkürzte Erythrozytenlebensdauer)
- Vitaminmangel (Vitamin B12, Folsäure)
- iatrogen (Antibiotika, Sulfasalazin, Azathioprin, Protonenpumpen-Inhibitoren, H2-Blocker)

Patienten mit Morbus Crohn sind häufiger betroffen als jene mit Colitis ulcerosa.

Zur Diagnostik werden unterschiedliche Parameter nach einer deutschen Analyse gastroenterologischer Zentren herangezogen: Hämoglobin-Wert (100 %), Serum-Ferritinspiegel (97 %) und Transferrinsättigung (82 %). Eine Behandlung wurde jedoch nur bei 43,5 Prozent der anämischen Patienten begonnen (Blumenstein et al., 2014).

Als Behandlungsmöglichkeiten der Eisenmangelanämie ist neben der kostengünstigen oralen Gabe auch die parenterale Gabe möglich und meist nötig. Die orale Einnahme wird oftmals nebenwirkungsbedingt vom Patienten eingestellt. Die Versorgungssituation in Deutschland (bis August 2010) stellt sich wie folgt dar: 56 % oral, 15 % parenteral, 19 % oral plus parenteral, 10 % Transfusion. Kein Patient erhielt Erythropoeitin-stimulierende Arzneimittel (Blumenstein et al., 2014).

Tab. 13: Anämieaspekte

Ursache	Anämieform	Auslöser	Erythrozyten (MCH, MCV)
Substrat-mangel	**Eisenmangelanämie** (Absorption, Verlust)	Kaffee, **CED**	hypochrom, microzytär
	megaloblastäre Anä-mien: Vitamin-B12-Mangel (perniziöse Anämie) und Folsäu-remangel (Folsäure-mangelanämie)	PPI, Sulfonamide, MTX, Pemetrexed, 5-FU, Pyrimetha-min, **Sulfasalazin**, **Azathioprin**, Anti-konvulsiva	hyperchrom, makrozytär
	Folge: gestörte DNA-Synthese	Orale Kontrazeptiva	
		Alkohol	
Mangel an Wachstums-faktor	renale Anämie* Folge: Erythro-zyten-Lebenszeit 70–80 d	GFR < 30 ml/min, ACE-Hemmer	normochrom, normozytär
Knochen-marks-defekte	aplastische Anämie myelodysplastisches Syndrom	Carbamazepin, Sulfonamide, Pheny-toin	normochrom, normozytär
	Leukämie	**Azathioprin**	

* Hb-Werte < 12,5 g/dl; GFR < 30 ml/min, keine andere Anämieursache offensichtlich

6.1 Orale Therapie

Das Sicherheitsprofil der verfügbaren oralen Eisenpräparate wird als akzeptabel er-achtet. Eine der wichtigsten Herausforderungen bei der oralen Eisentherapie sind gastrointestinale Nebenwirkungen. Die Nebenwirkungen sind dosisabhängig. Zu-dem ist die Verträglichkeit bei abendlicher Einnahme durch die verlangsamte Tran-sitzeit in der Nacht schlechter (Erosionsfähigkeit der Eisens). Die abendliche Gabe scheint auch durch die induzierte Bildung von Hepcidin weniger effektiv zu sein. Damit ist ein Zweitagerhythmus klinisch interessant.

Die Empfehlung, die intestinale Eisenbioverfügbarkeit durch die Einnahme mit einem Glas Orangensaft zu erhöhen, kann bei CED-Patienten zu weiteren Verträg-lichkeitsproblemen durch den Saft führen.

Verschiedenwertige Eisensalze stehen zur Verfügung (zweiwertig/dreiwertig) mit unterschiedlichen Gehalten an elementarem Eisen (Bsp. Eisen(III)-Maltol: Feraccru®; Eisen(II)-glycin-Sulfat: Ferro Sanol® duodenal).

Nebenwirkungen

Bei oraler Einnahme treten sehr häufig Bauchschmerzen, Flatulenz (Blähungen), Verstopfung, abdominale Beschwerden/aufgetriebener Bauch und Diarrhö (Durchfall) auf, meist von schwacher bis mittelschwerer Intensität.

Interaktionen

Protonenpumpeninhibitoren reduzieren die Effektivität von oralem Eisen. In einer Studie mit Eisenmaltol nahmen 14 Prozent der Patienten PPIs (Büning et al., 2015). Bei diesem Eisen-Komplex zeigten sich keine negativen Auswirkungen.

6.2   Parenterale Therapie

In Abhängigkeit vom Krankheitsbild (Entzündung: CRP-Spiegel) oder einer Unverträglichkeit ist eine parenterale Gabe notwendig. Hepcidin (25 Aminosäuren) reguliert die Eisenresorption im Darm. Die Plasmakonzentration von Hepcidin steigt bei Entzündungen zytokinvermittelt (IL-1, IL-6) an.

Dextranhaltige Arzneimittel (Cosmofer®) haben ein Anaphylaxierisiko. Neuere Eisen-Komplexe zur i.v. Applikation sind hier vorteilhafter (Mücke et al., 2017). Dennoch sind auch bei diesen schwere, potenziell tödliche Überempfindlichkeitsreaktionen möglich. Ende Oktober 2013 wurden in einem Rote-Hand-Brief Empfehlungen zum Umgang mitgeteilt (Applikation durch geschulte Fachkräfte, Verfügbarkeit einer vollständigen Ausrüstung zur Reanimation, Nutzen-Risiko-Abwägung bei Allergikern sowie bei Patienten mit immunologischen oder inflammatorischen Erkrankungen). Zu diesen Arzneimitteln zählen Eisen-Sucrose (Venofer®), Eisen-Isomaltooligosaccharid (Monofer®), Eisen-carboxymaltose (Ferinject®) und Eisen-gluconat (Ferrlecit®).

Nebenwirkungen

Bei längerer Behandlung mit parenteralen Eisen-Kohlenhydrat-Arzneimitteln (Bsp. Eisencarboxymaltose: Ferinject®, Eisen-Sucrose: Venofer®) kommt es zur Osteomalazie (Knochenerweichung) (a-t, 2017). Bei einigen Arzneimitteln sind Hypotonien beschrieben.

Monitoring

Als Screening-Standard wird ein Blutbild, Serum-Ferritin und CRP-Spiegel empfohlen. Bei makrozytärer Anämie (siehe Tabelle 13) sind dann die Blutspiegel von Vitamin B12 und Folsäure interessant (Mücke et al., 2017). Bei parenteraler Gabe sollte der Phosphatspiegel überwacht werden (a-t, 2017).

Fokus Apotheke: Keine Eisentherapie in der Selbstmedikation – Monitoring notwendig. Eisensupplemente am besten morgens 30–60 Minuten vor dem Frühstück.

CAVE: Verträglichkeit, Wechselwirkungen mit Magnesium und Calcium (beeinträchtigen die Eisenresorption), Wechselwirkung mit PPIs/H_2-Blockern (bei längerem Gebrauch)

7. Managementaspekte zum Knochenschutz

Das Risiko für eine Osteopenie/Osteoporose ist bei Patienten mit CED sehr hoch. Bei mehr als 50 Prozent findet sich eine entsprechende Minderung der Knochenmineraldichte. Diese Abnahme ist multifaktoriell bedingt. Zu den Risikofaktoren zählen:

- Bewegungsmangel
- Untergewicht
- Calcium-/Vitamin-D-Mangel
- Folsäure-/Vitamin-B12-Mangel
- Therapie mit Corticosteroiden
- Entzündungsaktivität (IL-6, TNF-alpha)

Das Risiko für eine geringe Knochenmineraldichte und damit auch für Frakturen besteht schon im Kindesalter und setzt sich mit der Lebenszeit fort. So haben Morbus-Crohn-Patienten mit dem Erstdiagnose-Peak unter 30 Jahren keine Chance für einen Aufbau der maximalen Knochenspitzenmasse. Bei Patientinnen mit Colitis ulcerosa ist der Diagnose-Peak postmenopausal.

Als wichtige Präventivmaßnahmen im Rahmen der CED-Therapie gelten u. a.:

- Reduzierung des Steroidgebrauchs oder Einsatz von Budesonid
- Einsatz steroidsparender Arzneimittel wie Immunsuppressiva, Biologika
- Bisphosphonat-Einsatz (Alendronsäure)

Als wichtige Selbstmanagementaspekte für den Patienten gelten u. a.:

- Alkoholkonsum einschränken
- Rauchstopp
- Regelmäßige körperliche Bewegung
- Calcium- und Vitamin-D-reiche Ernährung

Fokus Apotheke: Calciumsupplemente auch am Abend einnehmen und die Kombination mit Vitamin D3 bevorzugen

CAVE: Calcium-Wechselwirkung mit einigen Antibiotika und L-Thyroxin, PPIs verringern Bioverfügbarkeit von Calciumcarbonat (nicht aber Calciumcitrat)

8. Managementaspekt Rauchen

Rauchen erhöht die Erkrankungsaktivität und verschlechtert das Krankheitsbild. Dennoch ist die Zahl der rauchenden CED-Patienten hoch (siehe Tabelle 14) und zeigt ein Versagen der Raucherentwöhnungsprogramme (Mowat et al., 2016).

Ein Rauchverzicht ist bei Morbus Crohn notwendig! Rauchen verschlimmert die Erkrankung und hemmt die Heilung. Auch erhöhen sich die extra-intestinalen Komplikationen (Haut, Skelett).

Die Apotheke kann den Rauchstopp mit zahlreichen Nicotinersatzverfahren (Pflaster, Kaugummi) unterstützen und begleiten. Die Pflasteranwendung muss erläutert werden.

Tab. 14: Raucheranteil bei CED

Patienten	Anteil Raucher (%)	Autoren
TOPPIC-Studie	23,0	Mowat et al., 2016
Sydney CED Kohorte	MC: 19,2 CU: 10,2	Lunney et al., 2015
German CED-Studiengruppe	MC: 31,6 CU: 7,6 C. indeterminata: 20	Teich et al., 2016
Swiss CED Kohorte	MC: 39,6 CU: 15,3	Biedermann et al., 2015

MC: Morbus Crohn, CU: Colitis ulcerosa

Fallbeispiel (M, 28 Jahre) [Erstdiagnose Morbus Crohn mit 22 J.]

2011 Start mit Azathioprin 50 mg Tabl. (1-1-1)

trotzdem erneuter Schub mit zusätzlicher hochgradiger, nicht passierbarer Stenose des bekannten Morbus Crohn.

Dezember 2015 Resektion der Ileozäkalklappe

Rezidivprophylaxe mit Salofalk 500 mg TMR (2-2-2)

März 2016 neuer Schub – in Nachbarschaft der Ileoascendostomie multiple Ulzera mit geröteten entzündlichen Arealen

Induktions- und Erhaltungstherapie mit Humira 40 mg Fertigpen

März 2017 komplette mucosale Remission. Aber: **Patient raucht wieder!**

9. AMTS bei Einsatz Protonenpumpen-Inhibitoren

Die Anwendung von Antazida und hier vor allem von PPIs bei CED (MC > CU) wird zunehmend kritisch gesehen und die Bewertung von Nebenwirkungsrisiken fällt durch zahlreiche Studienmängel nicht leicht (Reinink, 2017). Hinweise bestehen jedoch für die Risikoabhängigkeit mit der Einnahmedauer und der Dosis:

- Osteoporose (abhängig von weiteren Risikofaktoren)
- Aufnahmebehinderung von Eisen, Magnesium, Calciumcarbonat, Zink
- MTX-Ausscheidung verhindert (Toxizität)
- Clostridium difficile Infektion
- Colitisverschlechterung

Die Notwendigkeit einer PPI-Behandlung ist regelmäßig zu überprüfen. Die meisten PPI-Anwendungen in der Selbstmedikation sind off-label (zu langer Einsatz).

10. AMTS bei Schmerzmedikation

Schmerzen – intratestinal wie extra-intestinal (z. B. Arthritis), entzündlich wie nicht-entzündlich – sind sehr häufige Erscheinungen der CED. Auch treten arzneimittelinduzierte Schmerzen auf (siehe Nebenwirkungen Tabelle 9).

Die Selbstmedikation mit Analgetika bei CED-Patienten verbietet sich.

Auch wenn kontrollierte Studien fehlen, erhöht sich das Risiko eines Krankheitsausbruches bei NSAIDs um 20 bis 30 Prozent im Vergleich zu Paracetamol und das auch noch sehr schnell innerhalb weniger Tage. NSAIDs erhöhen die Krankheitsaktivität (Docherty et al., 2011).

Bei der Anwendung selektiver COX-2-Inhibitoren lag die Exacerbationsrate erwartungsgemäß niedriger bei 7 bis 19 Prozent.

In Analysen finden sich auch Opioide und verschiedene Psychopharmaka (z. B. SSRI, SNRI) (Sirnath et al., 2012). Zum Stellenwert von Cannabis wird auf Kapitel 5 verwiesen.

Das Schmerzmanagement ist sehr komplex und kann auch nicht-medikamentöse Maßnahmen beinhalten.

11. Managementaspekte der Ernährung und Supplementierung

Nahrungsmittelunverträglichkeiten und Intoleranzen sind bei CED-Patienten häufiger vorhanden als bei gesunden Menschen. So lassen sich Ursachen für eine Krankheitsveränderung besser analysieren. Gastrointestinale Beschwerden können Ausdruck von ernährungsbedingten Unverträglichkeiten sein und keine Krankheitsverschlimmerung darstellen. Es gibt keine Liste mit Lebensmitteln, die ultimativ gut oder schlecht für den Patienten sind. Es gibt jedoch gut verträgliche und weniger gut verträgliche Lebensmittel (siehe Tabelle 15). Der Patient sollte ein Ernährungstagebuch (siehe Abbildung 20) führen. Damit lassen sich auch bestimmte Krankheitsveränderungen besser bewerten.

Vorübergehende Unverträglichkeit gegenüber Milchzucker (= Lactoseintoleranz), vor allem während eines entzündlichen Schubes, ist auf die verminderte Bildung von Laktase zurückzuführen. Milchzuckerhaltige Nahrungsmittel sollten gemieden werden oder in kleinen Mengen über den Tag verteilt werden. Milchprodukte als Calciumquelle wirken dem Knochenabbau entgegen.

Nahrungsaufnahme			Verträglichkeit	
Datum	Uhrzeit	Nahrungsmittel	Bemerkungen	Uhrzeit

Abb. 20: Einfaches Ernährungstagebuch für CED-Patienten

Tab. 15: Lebensmittelverträglichkeit – Empfehlungen und Patienteneinschätzung

Gut verträgliche Lebensmittel	Weniger gut verträgliche Lebensmittel	Unverträglichkeit (MC: n=65; CU: n=53)
Getränke		
milder Tee und Kaffee, Getreidekaffee, säurearmer (eventuell verdünnter) Obstsaft (z. B. Apfel-, Pfirsich-, Bananen-, Birnen-, Traubensaft), stilles Mineralwasser, Gemüsesaft	säurehaltige Säfte (z. B. Orangen-, Johannisbeer- und Grapefruitsaft), Sauerkrautsaft, kohlensäurereiches Wasser, starker Kaffee, eisgekühlte Getränke, hochprozentiger Alkohol	Mineralwasser: MC 43 %; CU 36 % Fruchtsaftgetränke: MC 43; CU 37 % Sekt: MC 38 %; CU 39 %
Obst		
als Kompott, Bananen, reife Äpfel, weiche Birnen, Erdbeeren, Himbeeren, Heidelbeeren, Pfirsiche, Nektarinen, Aprikosen, Melonen, Mangos, Kiwis	unreifes Obst, Obst mit harter Schale, rohes Steinobst (z. B. Pflaumen, Kirschen), kernreiche Beerenfrüchte (z. B. Johannisbeeren, Stachelbeeren), Zitrusfrüchte, Weintrauben, Trockenobst, Avocados	Weintrauben: MC 49 %; CU: 40 % Pflaume, Mirabellen: MC 43 %; CU: 34 %
Gemüse		
gegartes Gemüse, Auberginen, Karotten, Blumenkohl, Romanesco, Spargel, Brokkoli, Zucchini, Spinat, Mangold, Fenchel, Chicorée, Bambussprossen, Sellerie, Chinakohl, Kohlrabi, geschälte Gurken, Rote Bete, Kürbis, Schwarzwurzeln, geschälte Tomaten, Kopfsalat, Endivie, Feldsalat	rohes Gemüse, sauer eingelegtes Gemüse, Salate aus rohem Gemüse oder mit fettreichen Soßen, Weißkohl, Grünkohl, Rotkohl, Rosenkohl, Wirsing, Sauerkraut, Paprika, Zwiebeln, Porree, Gurken als Salat, Rettich, Radieschen, Pilze, Oliven, Rhabarber	Rosenkohl: MC 43 %; CU 37 % Sauerkraut: MC 49 %, CU 37 % Wirsing: MC 47 %; CU 41 % Paprika: MC 55 %, CU 36 % Lauch, Zwiebeln (roh): MC 66 %, CU 52 % Lauch, Zwiebeln (ged.): MC 51 %, CU 48 %
Hülsenfrüchte		
feine grüne Erbsen, feine grüne Bohnen, Sojaprodukte	getrocknete Hülsenfrüchte (z. B. Bohnen, Erbsen, Linsen) sowie viele frische Hülsenfrüchte (z. B. dicke Bohnen), Kichererbsen	Erbsen/Linsen: MC 57 %; CU 41 % Nüsse: MC 51; CU 43 %

Tab. 15: Fortsetzung

Gut verträgliche Lebensmittel	Weniger gut verträgliche Lebensmittel	Unverträglichkeit (MC: n=65; CU: n=53)
Getreideprodukte/Backwaren/Kartoffeln		
Getreideprodukte: fein gemahlenes Getreide (z. B. Mehl und Grieß), Getreideflocken, Buchweizen, Grünkern, Dinkel, Hafer, Hirse, Quinoa, Amaranth, Reis, Nudeln **Backwaren:** altbackenes Brot, feingemahlenes Vollkornbrot, Zwieback, Toastbrot, Knäckebrot, fettarmes Gebäck, Produkte aus Rühr-, Hefe-, Biskuit- und Quark-Öl-Teig **Kartoffeln:** zubereitet als Salzkartoffeln, Püree, Pellkartoffeln, Folienkartoffeln, Herzoginkartoffeln, Kartoffelauflauf oder Klöße	**Getreideprodukte:** grob geschrotete Vollkornprodukte, ganze Körner, Weizen, fertige Müslimischungen **Backwaren:** grobes Vollkornbrot, Pumpernickel, frische oder fette Backwaren (z. B. Sahne- oder Cremetorten), Blätterteig, Fettgebackenes **Kartoffeln:** zubereitet als Pommes frites, Bratkartoffeln, Kartoffelpuffer, Kroketten, Rösti, Kartoffelsalat mit Mayonnaise	Frisches Brot: MC 42 %; CU 42 % Pommes frites: MC 40 %; CU 41 % Bratkartoffeln: MC 38 %; CU 46 % Cremetorte: MC 54 %; CU 42 % Kartoffelsalat mit Mayo: MC 47 %; CU 55 %
Milch/Milchprodukte		
Milch, fermentierte Milchprodukte (z. B. Joghurt, Dickmilch, Buttermilch, Kefir, Sauermilch), Quark, Sahne in kleinen Mengen; milde, weiche und kurz gereifte Käsesorten (z. B. junger Gouda, Butterkäse, Brie, Frischkäse)	Sahne in großen Mengen, Crème fraîche, Crème double, sehr würzige und lange gereifte Käsesorten, Schimmelkäse (z. B. Gorgonzola, Roquefort)	Vollmilch: MC 45 % Schlagsahne: MC 36 %
Fleisch/Fisch/Eier		
Fleisch: in Maßen mageres und zartes Fleisch vom Huhn, Rind, von der Pute, aber auch vom Wild, Lamm, Kaninchen, von der Ziege; fettarm zubereitet (gekocht, gegrillt, geschmort) **Fleischprodukte:** magere Wurstsorten, Braten und Geflügelaufschnitt, gekochter Schinken, luftgetrockneter Schinken, Lachsschinken **Ei:** zubereitet als weich gekochtes Ei, Rührei, Omelett, Eierstich **Fisch:** fast alle Fischsorten (z. B. Forelle, Hecht, Zander, Rotbarsch, Kabeljau, Scholle, Seelachs, Heilbutt), fettarm zubereitet (z. B. gekocht, gegrillt, gedünstet oder geschmort)	**Fleischprodukte:** geräucherte oder fette Wurst- und Aufschnittsorten (z. B. Leberwurst, Salami, Cervelatwurst) **Ei:** zubereitet als hart gekochtes Ei, Spiegelei, fettreiche süße oder pikante Eierspeisen, Mayonnaise **Fisch:** fetter Fisch (z. B. Aal, Lachs, Karpfen und Makrele); eingelegter Fisch in Marinade oder Öl; frittierter, panierter oder geräucherter Fisch; fertige Fischsalate	Geräuchertes: MC 40 %; CU 33 % Kartoffelsalat mit Mayo: MC 47 %; CU 55 %

Tab. 15: Fortsetzung

Gut verträgliche Lebensmittel	Weniger gut verträgliche Lebensmittel	Unverträglichkeit (MC: n=65; CU: n=53)
Fette und Öle		
Butter, Pflanzenöle (z. B. natives, also nicht raffiniertes Olivenöl, Rapsöl, Distelöl)	größere Mengen Öl, frittierte und fettreiche Speisen, Mayonnaise, fette Wurstsorten, Speck, Schmalz, Talg, stark erhitzte oder gebräunte Fette, Erdnussbutter	Chips: MC 10 %, CU 33 % sehr fette Backwaren: MC 58 %, CU 42 %
Zucker		
in kleineren Mengen, fettarme Süßwaren (z. B. Fruchtbonbons, Lakritz, Pfefferminz, Weingummi), Gelee, Honig, Marmelade, Schokolade, Zuckerrübensirup, fettarmes Gebäck	in größeren Mengen, fettreiche Süßwaren (z. B. Marzipan, Mousse au Chocolat, Nougat, Sahnebonbons, Trüffel), Zuckeraustauschstoffe (z. B. Sorbit)	Nougat: MC 41 % Schokolade mit Nüssen: MC 40 %, CU 33 % sehr süße Backwaren: MC 51 %; CU 42 %

Durch inadäquate Aufnahme von Mikronährstoffen treten zahlreiche Blutspiegeldefizite bei CED auf, die in Untersuchungen am Tier, aber auch am Menschen ermittelt wurden und bei Morbus Crohn stärker ausfallen (siehe Tabelle 16). Diese Defizite sind multifaktoriell bedingt. Eine Malabsorption tritt sowohl durch die Entzündung als auch durch Dünndarmresektion (> 40–60 cm) auf. Insgesamt fallen die Defizite bei Kindern höher aus als bei Erwachsenen. Auch in der Remission treten vor allem bei mangelernährten Patienten Resorptionsdefizite auf (Vaisman et al., 2006).

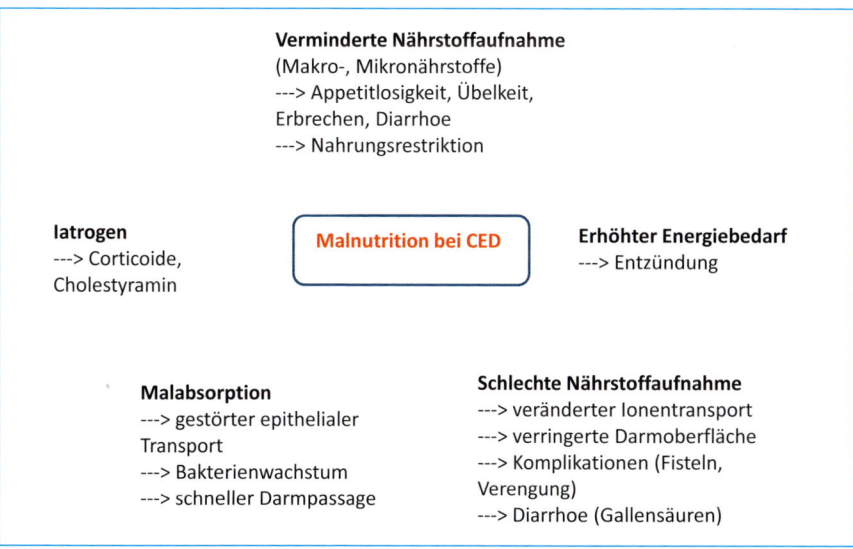

Abb. 21: Einflussfaktoren auf die Mangelernährung bei CED (modifiziert nach Scaldaferri et al., 2017)

Tab. 16: Überblick der Mikronährstoffversorgung bei CED (Filippi et al., 2006; Vagianos et al., 2007; Masri et al., 2015; Wedrychowicz et al., 2016; Scaldaferri et al., 2017)

Mikronähr-stoff	Absorp-tionsort	Prävalenz der Defizite (basiert auf Serumspiegel)	Rolle im CED-Krankheits-prozess	Arzneimittel-Interaktion
Wasserlösliche Vitamine				
Thiamin (B1)	Jejunum/ Ileum	32 %	CED Fatigue Syndrom	
Niacin (B3)	Jejunum	77 %	k. D.	
Folsäure	Jejunum/ Ileum	19 %	keine	Sulfasalazin, MTX
B6	Jejunum	29 %	k. D.	
B12	terminales Ileum	18,4 %	keine	Metformin, PPIs
C	Jejunum/ Ileum	84 %	keine	
Fettlösliche Vitamine				
A	Ileum	23,4 %	keine	Cholestyramin
D	Ileum	17,6 %	Inverse Relation	Cholestryramin
E	Ileum	16 %	keine	Cholestyramin
K	Ileum	?	antientzündlich (?)	Cholestyramin Antibiotika
Mengenelemente				
Calcium	Duodenum/ Jejunum	80-86 %	keine	Corticoide
Eisen	Duodenum	39,2 %	keine	Azathioprin, 6-Mercapto-purin, MTX, Sulfasalazin
Spurenelemente				
Zink	Jejunum	15,2 %	Epithelial-Barriere	PPIs
Kupfer	Duodenum	84 %	Epithelial-Barriere	
Selen	Ileum	82 %	Co-Faktor anti-inflammatorische Proteine	

Es gibt keine CED-Diät. Auch lassen sich derzeit keine Empfehlungen weder für spezielle Fettsäuremuster noch für Tagesmengen ableiten, auch wenn Linolensäure (Omega-3-Fettsäure) besser abschnitt als Ölsäure (Omega-9-Fettsäure). Omega-6-PUFA sollte der Patient meiden, ebenso trans-ungesättigte Fettsäuren (Haskey & Gibson, 2017).

Ein Schutz vor CED sowie eine Remissionsunterstützung mittels PUFA wären sehr erfreulich. Hier bedarf es größerem pharmakologischem Interesse und auch größerer Studien (Barbalho et al., 2016).

Grundsätzliche Ernährungshinweise bei CED

- Mehrere kleine Mahlzeiten und gründlich kauen
- Ausreichend Zeit für die Mahlzeiten nehmen
- Ausreichend trinken (1,5–2 Liter täglich)
- Tierische Fette maßvoll bis wenig zu sich nehmen
- Auf blähendes faserreiches Gemüse verzichten
- Grobe Vollkornbackwaren mit Körnern und Samen können sich ungünstig auswirken
- Dünsten oder Dämpfen ist besser als scharfes Anbraten und Frittieren
- Weiches Obst oder Kompott essen, statt hartschaliges, nicht ausgereiftes Obst

Während des entzündlichen Schubs:
- auf ausreichende Nährstoffzufuhr achten
- Gewichtsabnahme vermeiden
- auf besonders leicht verdauliche Nahrung achten (wenig Ballaststoffe, wenig Fett, ggf. Trink- oder künstliche Ernährung)

12. Ernährungstherapie

Die Ernährung spielt eine zentrale Rolle in der Pathogenese von GIT-Erkrankungen. Die orale Nahrungszufuhr in der Behandlung von CED-Patienten besonders bei Kindern und älteren Patienten ist nicht ausreichend. Eine Kombination von oraler Supplementierung oder enteraler Ernährung ist notwendig. Die Ernährungstherapie verfolgt wichtige Ziele im Krankheitsverlauf:
- Allgemeinzustand verbessern
- Symptomlinderung
- Komplikationsvermeidung

Die Ernährung kann enteral oder parenteral erfolgen. Die enterale Ernährung ist definiert als flüssige Nährstoffzufuhr unter Einbeziehung des Gastrointestinaltrakts. Sie ist dann indiziert, wenn die Nährstoffzufuhr (< 500 kcal/d) inadäquat ist. Wird die Nährlösung oral aufgenommen, spricht man von Trinknahrung; gelangt sie per Sonde (transnasal oder perkutan) in den Magen, Zwölffingerdarm oder Dünndarm (gastral, duodenal oder jejunal), spricht man von Sondennahrung. Trinknahrungen entsprechen in ihrer Zusammensetzung häufig den Sondennahrungen. Selbst hergestellte Nahrungen erfüllen u. a. die hygienischen Anforderungen nicht. Industriell gefertigte Nahrungen sind in Bezug auf die Makro- und Mikronährstoffe standardisiert, d. h. der Nährstoffgehalt ist bilanziert (Bott, 2007).

Die enterale Ernährung hat einige Vorteile:
• Natürlichere Form der Ernährung
• Kostengünstigere Versorgung
• Schnellerer und einfacherer Kostaufbau
• Höhere Arzneimitteltherapiesicherheit

Die enterale Ernährung mit Trink- und Sondennahrung versorgt die Darmschleimhaut direkt mit den Nährstoffen. Die Nährstoffprofile der Ernährungslösungen sind so zugeschnitten, dass eine möglichst hohe Darmverträglichkeit erreicht wird. Der klinische Effekt der enteralen Ernährung wird histologisch über die Abheilung der Darmschleimhaut (Mucosa) und Down-Regulation mucosaler proinflammatorischer Zytokine erklärt. Bei Colitis ulcerosa zeigt die enterale Ernährung keinen wesentlichen Vorteil (Bischoff et al., 2014).

Die enterale Ernährung kann partiell als Supplementierung oder ausschließlich (= total) erfolgen. Bei einer länger geplanten Ernährung (> 7 Tage) sollte die Sondengabe bevorzugt werden.

Der Energiebedarf pro Patient liegt bei 25–35 kcal pro Kilogramm Körpergewicht pro Tag (Altomare et al., 2015). Auf eine ebenfalls ausreichende Flüssigkeitsmenge ist zu achten. Der Wassergehalt flüssiger bilanzierter Diäten sinkt mit der Zunahme der Energiedichte, also dem Anteil an Makronährstoffen (normokalorisch: ca. 80 % Wasseranteil; hochkalorisch: ca. 70 % Wasseranteil).

12.1 Künstliche bilanzierte Ernährung

Die Produktpalette gemäß Diätverordnung für die enterale Ernährung ist groß. Die parenterale Ernährung wird sowohl als alleinige Therapiemaßnahme als auch in Verbindung mit einer Standardtherapie mit niedermolekularer oder hochmolekularer Nahrung eingesetzt (siehe Tabelle 17).

Niedermolekulare Nahrungen gewährleisten eine effektive Verwertung auch bei eingeschränkter Verdauungs- und Resorptionsleistung. Diese liefern Energie und Nährstoffe in Form schnell verwertbarer, »vorgespaltener« (hydrolysierter) Bausteine. Sie enthalten z. B. Eiweiß als Aminosäuren, Kohlenhydrate überwiegend als Mono- und Disaccharide sowie Fett als Triglyceride mit mittelkettigen Fettsäuren. Die Elementardiät ist allergenfrei bzw. stark allergenreduziert.

Hochmolekulare Nahrungen liefern komplexe Nährstoffe, wie z. B. intakte Proteine, Fette in Form von Triglyceriden mit langkettigen Fettsäuren und Kohlenhydrate wie Maltodextrin. Ihre Verwertung erfordert ein funktionsfähiges Verdauungssystem mit intakter Verdauungs- und Resorptionsleistung.

Tab. 17: Bilanzierte Nahrungen (nach Bott, 2007)

Nährstoffe	Niedermolekulare Diät	Hochmolekulare Diät
Kohlenhydrate	Mono-, Di-Oligosaccharide (z. B. Glucose, Maltodextrin)	Oligo- und Polysaccharide (z. B. Stärke, Maltodextrin)
Proteine	Aminosäuren und/oder Peptide (Hydrolysate)	intakte Proteine
Neutralfette	überwiegend mittelkettige Triglyceride (MCT)	überwiegend langkettige Triglyceride (LCT)
Ballaststoffe	keine	je nach Indikation
Vitamine und Mineralstoffe	je nach Empfehlung	
Trinknahrung	Elemental 028*, alicalm*, Survimed OPD Drink, Provide Xtra Drink (fettfrei)	Biosorb Drink, Fresubin Energy Drink, Ensure
Sondennahrung	Adamin G, Nutricom peptid, Nutrison advanced Peptisorb, Nutrini Peptisorb*, Survimed OPD	Osmolite

* für Kinder mit CED

Der Einsatz einer niedermolekularen oder einer Elementardiät hat keinen belegten Vorteil gegenüber einer hochmolekularen Diät. Zur ausschließlichen enteralen Ernährung wird die besser verträgliche und kostengünstigere hochmolekulare Diät empfohlen. Für Vorteile eines verminderten Gehaltes an Fett oder an langkettigen Triglyceriden gibt es keine belastbare Evidenz (Bischoff et al., 2014).

Ausschließliche enterale Ernährungstherapie (EET)

In der Pädiatrie ist die ausschließliche enterale Ernährungstherapie bei Morbus Crohn Mittel der 1. Wahl. Bedingt durch die hohe Effektivität auf die Remissionsinduktion lässt sich ein Steroideinsatz vermeiden. Das Nutzen-Risiko ist gegenüber Steroiden sehr viel günstiger. Der Verzicht auf »normales Essen« ist das größte Problem hinsichtlich der Akzeptanz. Die Patienten müssen dazu motiviert und während der EET engmaschig begleitet werden. Die Adhärenz sinkt auch mit der EET-Dauer. Der Anteil der Patienten mit EET ist im ersten Therapiejahr deutlich höher als im 2. Therapiejahr und häufiger bei Patienten mit Prädiktoren für negative Verläufe (Buderus et al., 2015; Kho, 2016).

- Bei Erwachsenen mit Morbus Crohn kann eine EET im akuten Schub als primäre Therapie zur Remissionsinduktion durchgeführt werden (Bischoff et al., 2014). Dies ist möglich, wenn
- die Remission nach leitliniengerechter medikamentöser Therapie nicht erreicht werden kann,
- die leitliniengerechte medikamentöse Therapie wegen unerwünschter Wirkungen nicht oder schlecht vertragen wird oder
- der Patient die leitliniengerechte medikamentöse Therapie ablehnt.

Im Rahmen einer enteralen Ernährung (EET) kann auch eine orale Supplementierung notwendig sein, etwa Selen (100 µg/d) und Zink (10 mg/d) (Johtatsu et al., 2007).

Handhabungsgrundsätze Trink- oder Sondennahrung

- Bei längerfristiger Ernährung mit Flüssignahrung Anlage einer Nasensonde erwägen
- Flüssignahrung niemals über Stunden ungekühlt aufbewahren
- Länger geöffnete Flaschen (>12 h) verwerfen
- Mischungsverhältnis und Zubereitung beachten (kein Wasser über 70 Grad)
- Nicht eiskalt trinken – »leicht« gekühlt trinken (15 Minuten vorher aus dem Kühlschrank nehmen)
- Trinkflasche vor Gebrauch schütteln
- Einschleichen (300–500 ml am ersten Tag, langsam steigern)
- Anfangs schluckweise trinken
- ausreichende Flüssigkeitsmenge
- Infusionsrate 20 ml/h und über 2–3 Tage erhöhen bis zur Gesamtdosis
- Nahrungen mit Geschmacksvielfalt bevorzugen
- Ballaststofffreie Nahrungen bevorzugen
- Laktosefreie Nahrungen wählen
- MCT-Fette bevorzugen (bei Gallensäureverlustsyndrom)
- Ausschleichen (1–2 warme Mahlzeiten pro Woche, dann langsam Mahlzeiten erhöhen)

Die totale parenterale Ernährung (TPN) soll nur in seltenen Fällen durchgeführt werden, etwa bei Unterernährung oder nicht ausreichender oraler und enteraler Ernährung. Aber auch bei GIT-Komplikationen (z. B. ungünstig liegende Fisteln, Stenosen, Übelkeit und Erbrechen sowie Diarrhoen) und Darmresektion (Pouch) ist die parenterale Ernährung notwendig. Mit zunehmender Ernährungsdauer länger als 10 Tage kommt es zu einer Zottenatrophie. Diese erschwert dann den enteralen Kostaufbau.

Die Remissionsraten von 20 bis 79 Prozent nach 3 Monaten sind abhängig von der Patientenpopulation, Zeitdauer und Begleitmedikation. Fisteln heilen bei 43 bis

63 Prozent der Patienten. Die TPN erhöht das Risiko für unerwünschte Ereignisse wie Sepsis und cholestatische Lebererkrankungen (Altomare et al., 2015).

12.2 Eliminationsdiät – FODMAP-Diät

Bei manchen Patienten mit CED bestehen Verdauungsbeschwerden trotz optimaler medikamentöser Therapie. Dann liegen funktionelle Darmbeschwerden bei einer chronisch entzündlichen Darmerkrankung vor, die 2- bis 3-mal so häufig wie in der Normalbevölkerung sind. Sofern keine anderen Ursachen vorliegen, geht man davon aus, dass diese funktionellen Beschwerden denen eines Reizdarmsyndroms entsprechen. Dabei spricht derzeit einiges für die FODMAP-Diät, die insbesondere Bauchschmerzen verringert und die Stuhlbeschaffenheit verbessert (Eswaran et al., 2016).

FODMAP steht für vergärbare Verbindungen aus der Kohlenhydratbiochemie. Mit dem jeweils englischen Anfangsbuchstaben sind es fermentierbare Oligosaccharide (z. B. Stärke), Disaccharide (z. B. Laktose), Monosaccharide (z. B. Fructose) and Polyole (z. B. Zuckeralkohole).

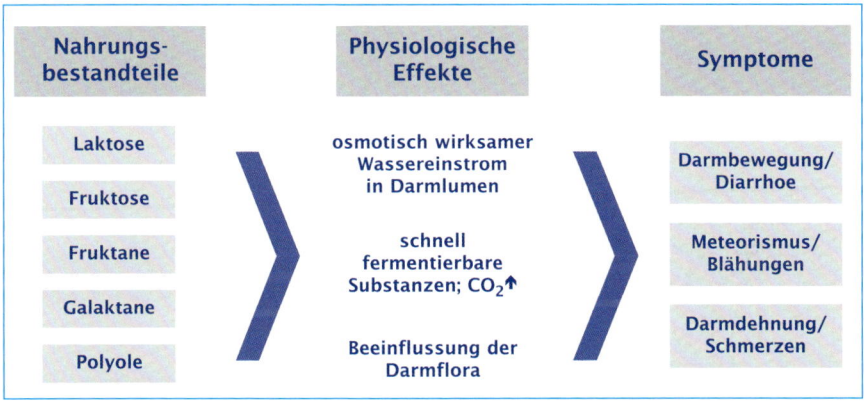

Abb. 22: Negative Effekte von Kohlenhydrate in der Ernährung (Ockenga, 2016)

Bei Morbus Crohn besteht eine Dysbiose mit Butyrat-produzierenden Bakterien. Durch die FODMOP-Diät wird dieser Aspekt vermutlich weiter negativ beeinflusst (Halmos, 2016).

Die Ernährungsumstellung auf eine Low-FODMAP-Diät ist mit vielen Einschnitten bei der Nahrungsauswahl verbunden und bei einer längeren Diät sind Fehlernährungsrisiken nicht auszuschließen (Ockenga, 2016). Es gibt eine App »Monash University Low FODMAP Diet« mit Stand 10. August 2017. Eine kleine Nahrungsmittelliste ist in Tabelle 18 aufgeführt.

Tab. 18: Nahrungsmittelzuordnung gemäß Gehalt an fermentierbaren Kohlenhydraten (Ockenga, 2016).

hoher FODMAP-Gehalt	niedriger FODMAP-Gehalt
Pflanzliche Nahrungsmittel	
Artischocken	Bohnenkeimlinge
Spargel	Kopfsalat
Zuckererbsen	Spinat
Kohl	Karotten
Zwiebeln, Knoblauch	Grün von Frühlingszwiebeln
Schalotte	Schnittlauch
Lauch / Porree	Gurke
Zwiebel- u. Knoblauchpulver	Aubergine
Blumenkohl	Tomaten
Pilze	Kartoffeln
Kürbis	Esskastanien
grüner Pfeffer	< 1/2 Tasse: Süßkartoffeln, Brokkoli, Rosenkohl, Fenchel
Getreide	
Weizen	Reis
Roggen	Hafer, Haferkleie
Gerste	Quinoa
Dinkel	Mais
	glutenfreies Brot, Pasta oder Gebäck
Hülsenfrüchte	
Kichererbsen	Tofu
Kidney-Bohnen, gekochte Bohnen	Erdnüsse
Linsen	< l/3 Tasse grüne Erbsen
Obst	
Äpfel, Birnen	Banane
Himbeeren, Brombeeren	Heidelbeere, Blaubeere, Erdbeere
Wassermelone	Kantalupe (Melonenart), süße Melone
Nektarinen, Pfirsiche, Aprikosen	Grapefruit, Zitronen
Pflaumen, Zwetschgen	Kiwi
Mango, Papaya	Ananas
Dattelpflaumen	Rhabarber
Orangensaft / eingemachte Früchte	< 1/4 Avocado
große Portionen jeglicher Früchte	< 1 Teelöffel Trockenfrüchte (reife Früchte bevorzugen, weniger reife enthalten mehr Fruktose)

12.3 Vitamin D

Ein Vitamin-D-Mangel kommt vor allem durch die geringe Sonnenlichtexposition zu stande, da die Zufuhr über die Nahrung nur 10 bis 15 Prozent des Gesamtbedarfes ausmacht. Die Resorption ist bei Entzündungen des Dünndarms verringert. Die Bioverfügbarkeit bei Patienten mit Morbus Crohn von 50000 IE war um etwa 30 Prozent verringert (Farraye et al., 2011). In der Remission dürfte die Vitamin-D-Response wieder normal sein. Auch Raucher haben einen geringeren Vitamin-D-Spiegel (Katz & Weiermann, 2010).

Nach Darmresektionen wird weniger Vitamin D aufgenommen, auch bei oraler Supplementierung. Bei adäquater Sonnenlichtexposition kommt es durch den enterohepatischen Kreislauf und Verlust zu geringen Spiegeln.

CED-Patienten haben Unverträglichkeiten bei Nahrungsmitteln die reich an Vitamin D sind. Eine Erhöhung der Vitamin-D-Zufuhr über die Ernährung ist daher schwer realisierbar und eine orale Supplementierung ist notwendig.

In verschiedenen Untersuchungen wurde der Vitamin-D-Mangel bei Morbus Crohn festgestellt, der die Lebensqualität verringert, das Operationsrisiko sowie Hospitalisierung erhöht und die Krankheitsaktivität erhöht. Im Sommer hatten in einer kleinen Kohorte (n = 44) 18 Prozent der Morbus-Crohn-Patienten (n = 44) ein Defizit (< 50 nmol/L). Im Winter lag dieser Patientenanteil bei 50 Prozent (McCarthy et al., 2005).

Vitamin D wirkt sich positiv auf den Erkrankungsprozess aus. Dennoch bestehen zahlreiche klinische Fragen in Bezug auf die Rolle von Vitamin D bei chronisch entzündlichen Darmerkrankungen (Mouli & Ananthakrishnan, 2014):

1. Verursachen geringe Vitamin-D-Serumspiegel Morbus Crohn oder Colitis ulcerosa oder ist es ein Marker für andere Risikofaktoren?
2. Kann eine Supplementierung mit Vitamin D bei Hochrisiko-Patienten vor CED schützen oder verzögern?
3. Führt ein Vitamin-D-Mangel zu schwereren Phänotypen oder erhöhter Entzündungsaktivität bei Morbus Crohn? Ist der Vitamin-D-Status prädiktiv für das Wiederauftreten von Morbus Crohn nach operativen Eingriffen?
4. Welchen therapeutischen Stellenwert hat die Vitamin-D-Supplementierung bei CED-Patienten? Induktion einer Remission, Erhaltung der Remission und Relapse-Schutz, Schutz vor post-operativem Rückfall?
5. Was ist der optimale 25OH-Vitamin-D-Blutspiegel für eine Entzündungsbeeinflussung?
6. Was ist die optimale Dosierung und Applikationsart bei Vitamin-D-Mangel?
7. Kann Vitamin-D-Supplementierung das Risiko von Darmkrebs bei CED reduzieren?

MERKE: Durch Malabsorption sind zahlreiche Blutspiegel von Vitaminen und Mineralien gemindert. Dieses Defizit ist in aktiven Krankheitsphasen höher als in Remissionsphasen. Die optimalen Blut-Spiegel und der beste Applikationsweg für die Supplementierung sind dabei noch unklar.

12.4 Probiotika

Probiotika sind laut Definition der Weltgesundheitsorganisation lebende Mikroorganismen, die einen positiven Gesundheitseffekt haben, wenn sie in genügender Menge zugeführt werden. Ihre Effekte sind dosisabhängig und stammspezifisch. Die Bedeutung der Probiotika für die Beeinflussung der intestinalen Mikroflora ist schon länger in der Medizin bekannt. Weitere Effekte von Probiotika sind (Meier & Lochs, 2007):

- Wiederherstellung einer gestörten Darmmukosabarriere
- Verhinderung mikrobieller Translokation
- Eliminierung von Toxinen und Eradikation mikrobieller Pathogene
- positive Modulation des intestinalen Immunsystems
- Bildung von Bakteriozinen
- Senkung des intestinalen pH-Wertes
- positive Beeinflussung einer Laktoseintoleranz

Bei CED-Patienten profitieren durch die Wirkung im Dickdarm eher Patienten mit Colitis ulcerosa in der Remissionsphase (Rezidivprophylaxe). Vermutlich liegt das daran, dass sich der Großteil der Darmbakterien im Dickdarm befindet.

Der Einsatz von E. coli Nissle 1917 (Mutaflor®) war in Studien ähnlich effektiv wie Mesalazin. Die Bakterien werden nicht vom Körper aufgenommen. Das Arzneimittel muss im Kühlschrank bei 2 bis 8 Grad Celsius gelagert werden. Als häufigste Nebenwirkungen treten Blähungen auf.

Weitere Probiotika-Stämme wurden auf die Remissionswirkung bei Colitis untersucht. Verschiedene klinische Studien bestätigen die Wirksamkeit von VSL-3, einem probiotischem Gemisch aus Laktobazillen, Bifidobakterien und Streptococcus thermophilus). In einer Metanalyse war VSL-3 gegenüber 5-ASA überlegen bei der Remissionsrate bei Patienten mit aktiver Colitis ulcerosa und bei Pouchitis (Shen et al., 2014).

Auch die gut verträgliche Trockenhefe Saccharamyces boulardii (Perenterol forte®, Perocur forte®) zeigte bei Colitits ulcerosa Wirkung, nicht aber bei Morbus Crohn (Guslandi et al., 2003; Bourreille et al., 2013). Es fehlen größere Studien für eine bessere Evidenz.

13. AMTS bei Cannabis

Zu den wohl interessantesten und auch heiß diskutierten Therapieoptionen bei chronischen Schmerzen zählt der Gebrauch von Cannabis. Pharmakologisch unstrittig ist der Wirkansatz, der jedoch bisher nur in kleinen Therapiestudien mit dafür aber sehr interessanten Ergebnissen in Bezug auf die klinische Verbesserung untersucht wurde. Am häufigsten gaben die befragten Patienten deutliche Besserungen bei abdominellen Schmerzen und Krämpfen sowie Verbesserung des Appetits und der Durchfälle an.

Auch lassen sich die Nebenwirkungen von Cannabis bei chronischen Darmentzündungen nicht vollständig beurteilen. Damit ist das Sicherheitsprofil derzeit noch unklar. Dies schreckt auch CED-Patienten vor dem Gebrauch ab (Ahmed & Katz, 2016). Da Cannabis von fast allen Morbus-Crohn-Patienten mit Tabak geraucht wird, muss man auch die schädlichen Nebenwirkungen vom »normalen« Rauchen berücksichtigen. Hier ist ein Vaporizer ratsam.

Die Diskussion zum Einsatz bei CED hat erst begonnen (Volz et al., 2016). Kontraindikationen sollten ebenfalls beachtet werden (Herzinsuffizienz).

14. Managementaspekt Impfungen

Patienten mit CED haben im Allgemeinen einen schlechteren Impfstatus als andere medizinische Patienten. Die CED erhöht die Anfälligkeit für impfpräventive Infektionserkrankungen und das Risiko einer Exacerbation durch die immunsupressive Therapie in Mono- oder Kombination (Reich et al., 2016). Die häufigsten Argumente von CED-Patienten gegen Schutzimpfungen sind das nicht intakte Immunsystem (28 %) und die Angst vor Nebenwirkungen (22 %–24,8 %). Die Ergebnisse der Befragungen legen insbesondere die Notwendigkeit einer erhöhten ärztlichen Wachsamkeit für Impflücken bei immunsuppressiv behandelten Patienten nahe (Teich et al., 2011; Poser, 2015). Hier kann die Apotheke unterstützen.

Immerhin ist der überwiegende Anteil der Patienten bereit (80 %), alle offiziell empfohlenen Schutzimpfungen durchführen zu lassen (Teich et al., 2011). Die Einstellung zur Schutzimpfung ist weder vom Alter noch vom Geschlecht abhängig (Poser, 2015).

Ein Absetzen der immunsuppressiven Therapie über mehrere Monate zur Durchführung einer Lebendimpfung ist aufgrund der Krankheitsaktivität nicht zielführend. Eine Therapieunterbrechung erhöht das Rezidivrisiko. Problematisch ist dies vor allem bei Kindern. Diese bleiben daher oft jahrelang ungeimpft, obwohl sie besonders gefährdet sind, eine schwere Infektion zu entwickeln. Eine nahezu komplette Eliminierung der Wirkstoffe aus dem Körper und eine Wiederherstellung der Immunkompetenz sind bei den Corticoiden nach 1 Monat und bei den Purinanaloga, MTX, TNF-alpha-Inhibitoren nach 3 Monaten zu erwarten.

Merke: Es können Impfdefizite bestehen. Standardimpfungen (STIKO) sind möglichst früh nach der Diagnose und noch vor der immunsupressiven Therapie zu verabreichen.

Fokus der Apotheke: über Impfungen aufklären, Standardimpfschutz kontrollieren, Indikationsimpfungen prüfen, Lebendimpfstoffe nicht unter immunsupressiver Therapie einsetzen.

15. Phytotherapie

Flohsamenschalen können auch bei Colitis ulcerosa zum Einsatz kommen, ebenso wie Myrrhinil®, eine Kombination aus Myrrhepulver, Kaffeekohlepulver und Kamillenblüten-Trockenextrakt. Beide Phytopharmaka haben in Studien gezeigt, dass sie bei Patienten mit der chronisch-entzündlichen Darmerkrankung zum Remissionserhalt ebenso wirksam sind wie der chemisch definierte Wirkstoff Mesalazin.

Für einige pflanzliche Inhaltsstoffe gibt es experimentelle Belege, den TNF-alpha zu hemmen:

- Kurkumin (Gelbwurzwurzelstock)
- Resveratrol (Weintrauben)
- Katechine (grüner Tee).

16. AMTS bei diagnostischen Eingriffen

Verschiedene Darmreinigungsmittel für die Vorbereitung endoskopischer Untersuchungen stehen zur Verfügung. Die größte Herausforderung für den Patienten ist die notwendige große Flüssigkeits- und damit Trinkmenge der modernen Darmreinigungslösungen:

- 4 Liter Trinkmenge: Standard-PEG-Lösungen (Klean-Prep®)
- 2 Liter Trinkmenge: PEG-Lösung + Ascorbinsäure (Moviprep®)
- < 2 Liter Trinkmenge: Natriumpicosulfat + Magnesium + Citronensäure (CitraFleet®)

Unabhängig von zusätzlichen Geschmacksstoffen kostet es den Patienten meist viel Überwindung, am besten so schnell wie möglich zu trinken. Die Lösungen sind im gekühlten Zustand besser einzunehmen. Als Nebenwirkungen treten Übelkeit, Erbrechen, Kopfschmerzen, abdominelle Schmerzen und Schlafstörungen auf. Die Relevanz an Nebenwirkungen wird von älteren Patienten vermutlich stärker eingeschätzt als bei jüngeren Patienten. Auch dürften die Erfahrungen in der »Patientenkarriere« mitentscheidend sein.

Der Patient muss sich der Bedeutung bewusst sein und über den Ablauf der Darm-reinigung aufgeklärt werden (Arztpraxis). Ist der Darm nicht optimal vorbereitet, ist die diagnostische Beurteilung der Darmwandstrukturen erheblich eingeschränkt. Im Zweifelsfall muss die Prozedur wiederholt werden.

Der Patient sollte bereits vier Tage vor dem Termin auf ballaststoffreiches Gemüse und Vollkornprodukte verzichten. Körner sind schwierig von der Darm-schleimhaut abspülbar und Verstopfen den Absaugkanal des Endoskops. Ab Beginn der Arzneimitteleinnahme bis zum Ende der klinischen Maßnahme darf der Patient keine feste Nahrung aufnehmen.

Die geteilte Einnahme der Lösung auf zwei Tage ist in Bezug auf die Schleim-hautbeurteilbarkeit (v. a. des rechtsseitigen Colons) besser als die Einnahme an einem Tag (Kupferschmidt, 2015). Dies sollte auch bei nur 2 Litern Trinkmenge erfolgen (Radaelli et al., 2017).

Arzneimittel, die eine Stunde vor sowie eine Stunde nach der Einnahme der Darmreinigungslösungen oral verabreicht werden, können aus dem GIT ausge-schwemmt werden und sind damit nicht oder vermindert wirksam.

Metoclopramid als Prokinetikum wird nicht empfohlen.

17. Apps

Für den Arzt gibt es die kostenfreie App »Therapy algorithms for Crohn's disease and ulcerative colitis« der Falk Foundation e.V., bei der leitliniengerechten Thera-pie der chronisch entzündlichen Darmerkrankungen unterstützt.

Die kostenfreie CED-App wurde gemeinsam mit Ärzten und Betroffenen für Menschen mit chronisch-entzündlichen Darmerkrankungen (CED) als prakti-scher Begleiter entwickelt. Jeder zweite Nutzer dieser App teilt die Daten zum Krankheitsverlauf mit seinem behandelnden Arzt. Das zeigte eine von DocCheck Research* unabhängig durchgeführte Online-Befragung unter 392 App-Anwendern (09/2015-09/2016).

70 % der Befragten geben an, diese täglich zu nutzen. Für zwei Drittel der Befragten ist die CED-App eine erhebliche Alltagserleichterung und verbessert das Verständnis des eigenen Lebensstils in Bezug auf Wohlbefinden und Behandlungs-erfolg (AbbVie, 2017).

Zahlreiche weitere, meist kostenfreie Smartphone-Apps für Patienten helfen bei sehr unterschiedlichen Krankheitsaspekten (Timmons, 2017):

- Bathroom Scout
- Bowel Mover Pro
- Colonoscopy Prep Assistant
- GI Buddy
- GI Monitor
- Low-FODMAP Diet
- MyCrohnsandColitisTeam

- myIBD
- MyPlate Calorie Tracker
- PoopTime

18. Ausblick

Zahlreiche Wirkstoffe auch mit neuen Angriffspunkten befinden sich in sehr unterschiedlichen Phasen der klinischen Prüfung. Weitere Bestrebungen bestehen in der Adhärenzverbesserung durch Optimierung der Arzneiform. So läuft eine Phase-3-Studie mit Vedolizumab subkutan (108 mg). Als orale Wirkstoffe werden u. a. der Januskinase-Inhibitor Tofacitinib und Mongersen getestet (Amiot & Peyrin-Biroulet, 2015). Therapiealgorithmen werden sich dadurch verändern, die klinische Praxis komplexer (Atreya & Neurath, 2016). Damit steigen die Herausforderungen an die Arzneimitteltherapiesicherheit auch für den Apotheker.

Literatur – Teil II

AbbVie: Nutzer-Befragung belegt: CED-App fördert Arzt-Patientenkommunikation. Pressemitteilung. 09.01.2017.[URL: http://news.abbvie.de/pressreleases/nutzer-befragung-belegt-ced-app-foerdert-arzt-patientenkommunikation-1764801]

Afzali A, Wahbeh G: Transition of pediatric to adult care in inflammatory bowel disease: Is it as easy as 1, 2, 3? World J Gastroenterol 2017; 23(20): 3624-3631.

Ahmed W, Katz S: Therapeutic Use of Cannabis in Inflammatory Bowel Disease. Gastroenterol Hepatol (N Y) 2016; 12(11): 668–679.

Altomare R et al.: Enteral Nutrition Support to Treat Malnutrition in Inflammatory Bowel Disease. Nutrients 2015; 7(4): 2125-2133.

Amiot A, Peyrin-Biroulet L: Current, new and future biological agents on the horizon for the treatment of inflammatory bowel diseases. Therap Adv Gastroenterol 2015; 8(2): 66–82.

a-t: Fotosensitivität durch Mesalazin (Claversal u. a.). arznei-telegramm 2017;48(6):56.

Atreya R, Neurath MF: Neues zur Therapie der chronisch-entzündlichen Darmerkrankungen. Dtsch Med Wochenschr 2016; 141(24): 1789-1792.

Barbalho SM et al.: Inflammatory bowel disease: can omega-3 fatty acids really help? Ann Gastroenterol 2016; 29(1): 37–43.

Battat R et al.: Association Among Ustekinumab Trough Concentrations and Clinical, Biomarker, and Endoscopic Outcomes in Patients With Crohn's Disease. Clin Gastroenterol Hepatol 2017; doi: 10.1016/j.cgh.2017.03.032.

Becker A: Einfluss von Methotrexat auf den Homocysteinstoffwechsel: Untersuchungen an Leukämie- und Lymphompatienten: Dissertation 2004, Universität Bonn.

Beigel F et al.: Colesevelam for the treatment of bile acid malabsorption-associated diarrhea in patients with Crohn's disease: A randomized, double-blind, placebo-controlled study. J Crohn's Colitis 2014; 8: 1471-1479.

Bendas G: Crohn und Colitis. Wenn der Darm das Leben beherrscht. Pharm Ztg 2016; 161(3): 124-131.

Biedermann L et al.: High Rates of Smoking Especially in Female Crohn's Disease Patients and Low Use of Supportive Measures to Achieve Smoking Cessation – Data from the Swiss IBD Cohort Study. Journal of Crohn's and Colitis 2015; 9(10): 819–829.

Bishop J, Lemberg DA, Day AS: Managing inflammatory disease in adolescent patients. Adolescent Health. Adolesc Health Med Ther 2014; 5: 1-13.

Blumenstein I et al.: Current practice in the diagnosis and management of IBD-associated anaemia and iron deficiency in Germany: the German AnaemIBD Study. J Crohns Colitis 2014; 8(10): 1308-1314.

Bott C: Enterale Ernährung. ErnährungsUmschau 2007; 54(9): 528-536.

Buderus S et al.: Inflammatory Bowel Disease in Pediatric Patients. Dtsch Arztebl Int 2015; 112(8): 121–127.

Büning C et al.: Correcting iron deficiency anaemia in IBD with oral ferric maltol: Use of proton pump inhibitors does not affect efficacy. J Crohn Colitis 2015; 9(Suppl. 1): 339-340.

Burmester GR et al.: Adalimumab: long-term safety in 23 458 patients from global clinical trials in rheumatoid arthritis, juvenile idiopathic arthritis, ankylosing spondylitis, psoriatic arthritis, psoriasis and Crohn's disease. Ann Rheum Dis 2013; 72(4): 517-524.

Bourreille A et al.: Saccharomyces boulardii does not prevent relapse of Crohn's disease. Clin Gastroenterol Hepatol 2013; 11(8): 982-987.

Chenot JF et al.: Patientensicherheit bei Methotrexat in der Rheumatherapie. DEGAM 2015

Däbritz J et al.: Inflammatory bowel disease in childhood and adolescence – diagnosis and treatment. Dtsch Ärztebl Int 2017; 114: 331-338.

Dart RJ et al.: Vedolizumab: toward a personalized therapy paradigm for people with ulcerative colitis. Clin Exp Gastroenterol 2017; 10: 57-66.

Dignaß AU et al.: European Consensus on the Diagnosis and Management of Iron Deficiency and Anaemia in Inflammatory Bowel Diseases. Journal of Crohn's and Colitis 2015; 9(3): 211–222.

Dignaß AU: Morbus Crohn und Colitis ulcerosa in der Schwangerschaft und Stillzeit. Der informierte Patient. Hrsg. Falk Foundation e.V., Freiburg, 10. Auflage 2015.

Docherty MJ et al.: Managing Pain in Inflammatory Bowel Disease. Gastroenterol Hepatol 2011; 7(9): 592–601.

Douros A et al.: Drug-induced acute pancreatitis: results from the hospital-based Berlin case-control surveillance study of 102 cases. Aliment Pharmacol Ther 2013; 38(7): 825-834.

Esters P et al.: Optimizing anti-TNF-α-therapy in IBD: monitoring of trough levels and neutralizing antibodies. Gastroenterologe 2017; 12(3): 263.

Eswaran SL et al.: A randomized controlled trial comparing the low FODMAP diet versus modified NICE guidelines in US adults with IBS-D. Am J Gastroenterol 2016; 111(12): 1824-1832.

Farraye FA et al.: Use of a novel vitamin D bioavailability test demonstrates that vitamin D absorption is decreased in patients with quiescent Crohn's disease. Inflamm Bowel Dis 2011; 17(10): 2116-2121.

Frei P, Rogler G: Der informierte Patient. Rektale Therapie bei chronisch entzündlichen Darmerkrankungen. Hrsg. Dr. Falk Pharma, 4. Auflage 2017

Fidder HH et al.: Low rates of adherence for tumor necrosis factor-α inhibitors in Crohn's disease and rheumatoid arthritis: Results of a systematic review. World J Gastroenterol 2013; 19(27): 4344–4350.

Förger F: Biologikatherapie und Schwangerschaft. ARS MEDICI 2011;20:837-841.

Gispert JP, Chaparro M: Systematic review with meta-analysis: inflammatory bowel disease in the elderly. Aliment Pharmacol Ther 2014; 39: 459-477.

Guslandi M, Giollo P, Testoni PA: A pilot trial of Saccharomyces boulardii in ulcerative colitis. Eur J Gastroenterol Hepatol 2003; 15(6): 697-698.

Halmos, EP: A low FODMAP diet in patients with Crohn's disease. Journal of Gastroenterology and Hepatology 2016; 31:14–15.

Haskey N, Gibson DL: An Examination of Diet for the Maintenance of Remission in Inflammatory Bowel Disease. Nutrients. 2017; 9(3).doi:10.3390/nu9030259.

Hueppe A, Langbrandtner J, Raspe H: Inviting patients with inflammatory bowel disease to active involvement in their own care: a randomized controlled trial. Inflamm Bowel Dis 2014; 20(6): 1057-1069.

John ES et al.: Management of Inflammatory Bowel Disease in the Elderly. Curr Treat Options Gastro 2016; 14: 285-304.

Johtatsu T et al.: Serum concentrations of trace elements in patients with Crohn's disease receiving enteral nutrition. J Clin Biochem Nutr. 2007; 41(3): 197.

Kane S, Dixon L. Adherence rates with infliximab therapy in Crohn's disease. Aliment Pharmacol Ther 2006; 24: 1099–1103.

Kariburyo MF et al. Predicting Pre-emptive Discussions of Biologic Treatment: Results from an Openness and Preference Survey of Inflammatory Bowel Disease Patients and Their Prescribers. Adv Ther 2017; 34(6): 1398-1410.

Katz S: Osteoporosis in Patients With Inflammatory Bowel Disease: Risk Factors, Prevention and Treatment. Rev Gastroenterol Disord 2006; 6(2): 63-71.

Katz S, Weinemann S: Osteoporosis and Gastrointestinal Disease. Gastroenterol Hepatol 2010; 6(8): 506-517.

Kelz F: Wirkverlust von Biologika bei Chronisch Entzündlichen Darmerkrankungen (CED): Rolle von Antikörpern gegen Biologika und Wirkstoffspiegel. Diplomarbeit, Medizinische Universität Graz, September 2016.

Khanna R et al.: A Clinician's Guide for Therapeutic Drug Monitoring of Infliximab in Inflammatory Bowel Disease. Aliment Pharmacol Ther. 2013; 38(5): 447-459.

Kho Y: Prädiktoren für negative Verläufe bei pädiatrischen Patienten mit Morbus Crohn – Evaluation, Initiierung und Follow-up-Daten aus CEDATA-GPGE. Dissertation Gießen, Laufersweiler Verlag Gießen, 1. Auflage 2016.

Kupferschmidt F: Darmreinigung vor einer Koloskopie: Ein Vergleich verschiedener Vorbereitungsregimes bezüglich Reinigungseffektivität und Patiententoleranz. Dissertation Universitätsmedizin Berlin, Februar 2015.

Lahad A, Weiss B: Current therapy of pediatric Crohn's disease. World J Gastrointest Pathophysiol 2015; 6(2): 33–42.

Lawrance IC et al.: Efficacy of Rectal Tacrolimus for Induction Therapy in Patients With Resistant Ulcerative Proctitis. Clin Gastroenterol Hepatol 2017; 15(8):1248-1255.

Lesuis N et al.: Gender and the treatment of immune-mediated chronic inflammatory diseases: rheumatoid arthritis, inflammatory bowel disease and psoriasis: an observational study. BMC Med 2012; 10: 82. doi: 10.1186/1741-7015-10-82.

Leung YPY et al.: Management of the pregnant inflammatory bowel disease patient on anti-tumour necrosis factor therapy: State of the art and future directions. Can J Gastroenterol Hepatol 2014; 28(9): 505–509.

Leung G et al.: Interactions Between Inflammatory Bowel Disease Drugs and Chemotherapy. Curr Treat Options Gastro 2016; 14: 507-534.

Liu D et al.: A practical guide to the monitoring and management of the complications of systemic corticosteroid therapy. Allergy Asthma Clin Immunol 2013; 9(1): 30.

Lunney PC et al.: Smoking prevalence and its influence on disease course and surgery in Crohn's disease and ulcerative colitis. Aliment Pharmacol Ther 2015; 42(1): 61-70.

Louis E et al.: Maintenance of Remission Among Patients With Crohn's Disease on Antimetabolite Therapy After Infliximab Therapy Is Stopped. Gastroenterology 2012; 142(1): 63–70.

Matsuoka K et al.: Tacrolimus for the Treatment of Ulcerative Colitis. Intest Res 2015; 13(3): 219–226.

McCarthy D et al.: Seasonality of vitamin D status and bone turnover in patients with Crohn's disease. Aliment Pharmacol Ther 2005; 21: 1073–83.

McSharry K et al.: Systematic review: the role of tacrolimus in the management of Crohn's disease. Aliment Pharmacol Ther 2011; 34: 1282–1294.

Meier R., Lochs H: Prä- und Probiotika. TherapieUmschau 2007; 64(3): 161-169.

Miheller P, Gesztes W, Lakatos PL: Manipulating bone disease in inflammatory bowel disease patients. Ann Gastroenterol 2013; 26(4): 296-303.

Mertens-Keller D et al.: Kampf gegen die chronische Entzündung. Pharmakologie des Morbus Crohn. DAZ 2014; 154(29): 3112-3125.

Moss AC: Optimizing the use of biological therapy in patients with inflammatory bowel disease. Gastroenterol Rep (Oxf) 2015; 3(1): 63–68.

Mowat, C et al.: Mercaptopurine versus placebo to prevent recurrence of Crohn's disease after surgical resection (TOPPIC): a multicentre, double-blind, randomised controlled trial. Lancet Gastroenterol Hepatol 2016; 1: 273–282.

Mücke V et al.: Diagnosis and treatment of anemia in patients with inflammatory bowel disease. Ann Gastroenterol 2017; 30(1): 15–22.

Nimmons D, Limdi JK: Elderly patients and inflammatory bowel disease. World J Gastrointest Pharmacol Ther 2016; 7(1): 51-65.

Nitzan O et al.: Role of antibiotics for treatment of inflammatory bowel disease. World J Gastroenterol 2016; 22(3): 1078–1087.

Ockenga J: Ernährung (z. B. FODMAP-Diät) in der Behandlung des Reizdarmsyndroms. AVP 2016; 43(3): 120-126.

Peng YC et al.: The risk of colorectal cancer is related to frequent hospitalization of IBD in an Asian population: results form a nationwide study. Q J Med 2015; 108: 457-463.

Pose S: Epidemiologische Untersuchung zum Impfstatuts von Patienten mit chronisch-entzündlicher Darmerkrankung (CED) im Universitätsklinikum Jena. Dissertation FSU Jena 2015. http://d-nb.info/1074139151/34

Radaelli F et al.: Saplit-dose preparation for colonoscopy increase adenoma detection rate: a randomised controlled trial in anorganised screening programme. Gut 2017; 66: 270-277.

Radke M: Chronisch entzündliche Darmerkrankungen – Transition von der Jugend- zur Erwachsenenmedizin. Dtsch med Wochenschr 2015; 140(9): 673-678.

Reich J, Wasan S, Farraye FA: Vaccinating Patients With Inflammatory Bowel Disease. Gastroenterol Hepatol (N Y) 2016; 12(9): 540–546.

Reinink AR: Do Acid-Supressing Medications in Inflammatory Bowel Disease Increase Risk for Flare? Digestion 2017; 95: 186-187.

Rosien U: Medikamentöse Behandlung aktiver chronisch entzündlicher Darmerkrankungen. Arzneiverordnung in der Praxis 2017; 44(3): 123-131

Rosen MJ, Dhawan A, Saeed SA: Inflammatory Bowel Disease in Children and Adolescents. JAMA Pediatr 2015; 169(11): 1053-1060.

Saha S, Wald A: Safety and Efficacy of Immunomodulators and Biologics During Pregnancy and Lactation for the Treatment of Inflammatory Bowel Disease. Expert Opin Drug Saf. 2012 Nov; 11(6): 947–957.

Scaldaferri F et al.: Nutrition and IBD: Malnutrition and/or Sarcopenia? A Practical Guide. Gastroenterology Research and Practice. 2017; 2017: 8646495. doi:10.1155/2017/8646495.

Schulze H et al.: A prospective cohort study to assess the relebance of Vedolizumab drug level monitoring in IBD patients. Gastroenterologe 2017; 12(3): 264.

Shen J, Zuo ZX, Mao AP: Effect of probiotics on inducing remission and maintaining therapy in ulcerative colitis, Crohn's disease, and pouchitis: meta-analysis of randomized controlled trials. Inflamm Bowel Dis 2014; 20(1): 21-35.

Sirnath AI et al.: Pain management in patients with inflammatory bowel disease: insights for the clinician. Therap Adv Gastroenterol 2012; 5(5): 339–357.

Sorrentino D et al.: Therapeutic Drug Monitoring and Clinical Outcomes in Immune Mediated Diseases: The Missing Link. Inflamm Bowel Dis 2016; 22(10): 2527-2537.

Stallmach A et al.: Medical and surgical therapy of inflammatory bowel disease in the elderly – Prospects and complications. J Crohns Colitis 2011; 5(3): 177-188.

Teich N et al.: Vaccination Coverage in Immuno-Suppressed Patients – Results of a Regional Health Services Research Study. Dtsch Arztebl Int 2011;108(7):105-111.

Teich N et al.: Azathioprine-induced Acute Pancreatitis in Patients with Inflammatory Bowel Diseases – A Prospective Study on Incidence and Severity. J Crohns Colitis 2016; 10(1): 61–68.

Teich N et al.: Azathioprin allows glucocorticoid withdrawal – post hoc results of a prospective study in patients with inflammatory bowel diseases. Zeitschrift für Gastroenterologie 2017; 55(5): 461-465.

Tillack C et al.: Anti-TNF antibody-induced psoriasiform skin lesions in patients with inflammatory bowel disease are characterised by interferon-γ-expressing Th1 cells and IL-17A/IL-22-expressing Th17 cells and respond to anti-IL-12/IL-23 antibody treatment. Gut 2014; 63(4): 567-577.

Timmer A et al.: Transition from pediatric to adult medical care – A survey in young persons with inflammatory bowel disease. PloS One 2017; 12(5): e0177757.

Timmons J: The Best Crohn's Disease Apps of the Year. 08.08.2017.[URL: http://www.healthline.com/health/crohns-disease/top-iphone-android-apps#2]

Ungar B et al.: Optimizing Anti-TNF-α Therapy: Serum Levels of Infliximab and Adalimumab Are Associated With Mucosal Healing in Patients With Inflammatory Bowel Diseases. Clin Gastroenterol Hepatol 2016; 14(4): 550-557.

Vaisman N et al.: Malabsorption is a major contributor to underweight in Crohn's disease patients in remission. Nutrition 2006; 22(9): 855-859.

Vande Casteele N, Khanna R: Therapeutic Drug Monitoring of Golimumab in the Treatment of Ulcerative Colitis. Pharm Res 2017; doi: 10.1007/s11095-017-2150-2.

Van der Woude CJ et al.: The Second European Evidenced-Based Consensus on Reproduction and Pregnancy in Inflammatory Bowel Disease. J Crohns Colitis 2015; 9(2): 107-124.

Vetter M, Neurath MF, Atreya R: Biomarker verbessern Versorgung des M. Crohn. MMW 2017; 159(3): 63-64.

Vogelaar L, van't Spijker A, van der Woude CJ: The impact of biologics on health-related quality of life in patients with inflammatory bowel disease. Clin Exp Gastroenterol 2009; 2: 101-109.

Volz MS, Siegmund B, Häuser W: Wirksamkeit, Verträglichkeit und Sicherheit von Cannabinoiden in der Gastroenterologie. Der Schmerz 2016; 30(1): 37–46.

Wędrychowicz A, Zając A, Tomasik P: Advances in nutritional therapy in inflammatory bowel diseases: Review. World J Gastroenterol 2016; 22(3): 1045-66.

Wenzel M, Hoffmann JC: Colitis ulcerosa. Therapie: Heute und morgen. Der Allgemeinarzt 2015; 14: 37-40.

Yarur AJ et al.: Therapeutic drug monitoring in patients with inflammatory bowel disease. World J Gastroenterol 2014; 20(13): 3475-3484.

Zelinkova Z, der Woude CJ: Gender and Inflammatory Bowel Disease. J Clin Cell Immunol 2014; 5: 245. doi: 10.4172/2155-9899.1000245

Stichwortverzeichnis

A

Adalimumab   24, 25, 26, 29, 30, 52, 62, 79
Adhärenz   50
Adhärenzprobleme   46
Akutbehandlung   45
Allopurinol   71
Alter   52
5-Aminosalizylat   25
AMTS-Pyramide   55
Anämie   90, 91
Anamnese   17
anti-Adhäsionsmolekül   23
anti-Adhäsionsmolekülä-Antikörper   26
Antibiotika   76
Antidrug-Antikörper   82
anti-Interleukin (IL)-12/Il-23
   Antikörper   23
Antikörper   78
anti-TNF   23
anti-TNF-Antikörper   26, 29, 31
Anwendungsfehler   55
Apps   111
Arzneimittelinteraktionen   55
5-ASA   28, 29, 67
Ätiologie   15
Azathioprin   24, 25, 26, 27, 30, 31, 61, 62,
   69, 71, 85

B

Backwash ileitis   14
Behandlungsziel   23
Bildgebende Verfahren   22
Biologika   78, 79
Biomarker   55
Biosimilars   33
Budesonid   23, 25, 26, 29, 50, 60, 63
Budesonid MMX   65

C

Calcineurinantagonisten   75
Calprotektin   18
Cannabis   109
CEDATA-GPGE   47
Certolizumab   50
CESAME-Studie   69
Cholestaseparameter   18
Ciclosporin   24, 61, 62, 75
Ciprofloxacin   62, 74, 76
Colesevelam   88
Colestyramin   74, 88

Colitis Crohn   29
Computertomographie   23
Corticoide   63
CRP-Wert   18
Cyclosporin A   23, 27

D

Darmreinigungslösungen   110
Definition   13
Diagnostik   15
Differentialdiagnosen   16
Drug-Monitoring   55, 82
Dünndarm   29

E

E. coli Nissle   23, 108
Eisenmangel   90, 91
Eisenpräparate   91
Eliminationsdiät   105
Endoskopie   19
enterale Ernährung   101, 104
Epidemiologie   13
Ernährung   96
Ernährungshinweise   101
Ernährungstagebuch   96
Ernährungstherapie   101

F

FAKOS   69
Febuxostat   71
Fehler   56
Fistulierender Morbus Crohn   31
Flat-Dosis   81
FODMAP-Diät   105
FODMAP-Gehalt   106

G

Gallensäurebinder   88
Golimumab   24, 26, 52, 62, 79

H

Hochmolekulare Diät   103

I

Impfungen   109
Individualrezepturen   71
Infliximab   24, 25, 26, 27, 29, 30, 33, 52,
   62, 79
Integrinantagonist   33, 83
Inzidenz   45

J

Janus-Kinase-Inhibitoren   33
Jugendliche   46

K

Karzinomrisiko   34
Katechine   110
Kinder   46, 71
Klinik   16
Klysmen   78
Knochenschutz   93
Kosten   14
Künstliche bilanzierte Ernährung   102
Kurkumin   110

L

Labordiagnostik   18
Lactoferrin   18
Lactoseintoleranz   96
Lansoprazol   73
Lebensmittelverträglichkeit   97
Lebensqualität   45
Leitlinien   57
Leitsymptome   16

M

Magens   30
Magnetresonanztomographie   22
Managementaspekte   54
Mangelernährung   99
Mangelerscheinungen   18
Mangelzustände   24
Medikationsmanagement   56, 59
Medikationsplan   57
6-Mercaptopurin   24, 25, 26, 61, 69
Mesalazin   23, 25, 61, 63, 67, 68, 108
Methotrexat   23, 25, 29, 31, 61, 62, 72
Methylprednisolon   64
Metronidazol   62, 76
Monitoring   70, 74, 76, 92
Montreal-Klassifikation   14

N

Nahrungsmittelunverträglichkeiten   96
Natalizumab   85
Niedermolekulare Diät   103
Nierenfunktion   18
NOR-SWITCH Studie   34

O

Olsalazin   61, 67
Omeprazol   73
Operationsindikation   27
Ösophagus   30
Osteoporose   93

P

Pantoprazol   73
Pathogenese   15
Patientenpass   85
Phytotherapie   110
Plazentaschranke   50
Polymorphismus   71
Prednisolon   24, 25, 50, 60, 63, 66, 85
Prednison   50, 63
Probiotika   108
PROCED   45
Protonenpumpeninhibitoren   73, 92, 95

R

Rabeprazol   73
Rauchen   17, 94
Rektale Applikation   77
Remissionserhalt   28
Resveratrol   110
Risikofaktoren   46

S

Saccharamyces boulardii   108
Schäume   78
Schmerzen   95
Schwangerschaft   48
Sondennahrung   102, 104
Sonographie   22
Spurenelemente   100
Stenose   30, 46
Steroide   25, 65
Stillen   51
Stufentherapie   24
Sulfamethoxazol   74
Sulfasalazin   25, 29, 61, 62, 67, 68, 74
Supplementierung   96, 104
Symptome   16

T

Tacrolimus   23, 24, 27, 61, 75
Therapie   23
Therapiealgorithmus   27, 28, 31, 83
Thiopurinderivate   31
Thiopurine   23, 26, 29, 69, 71
Thiopurinstoffwechsel   70
Thromboembolien   49
TNF-alpha-Inhibitoren   52, 62
Totale parenterale Ernährung   104
TPMT   71
Transaminasen   18
Trimethoprim   74

U

Ustekinumab   15, 25, 30, 62, 79, 85
UV-Expositionsschutz   62

V
Vedolizumab   24, 25, 26, 31, 52, 62, 79, 83
Verlaufsdiagnostik   21, 22
Vitamin D   107
Vitamine   100

W
Welt-CED-Tag   56
Wirkmechanismen   60

Z
Zäpfchen   77